열독을 풀면 오래된 병도 낫는다

◇ 당신은 언제나 옳습니다. 그대의 삶을 응원합니다. – **라의눈 출판그룹**

열독을 풀면 오래된 병도 낫는다

초판 1쇄 | 2018년 9월 14일

지은이 | 최용선
펴낸이 | 설응도
펴낸곳 | 라의눈

편집주간 | 안은주
영업 · 마케팅 | 민경업

디자인 | 박성진

출판등록 | 2014년 1월 13일(제2014−000011호)
주소 | 서울시 서초중앙로 29길(반포동) 낙강빌딩 2층
전화번호 | 02−466−1283
팩스번호 | 02−466−1301
전자우편 | 편집 editor@eyeofra.co.kr   마케팅 marketing@eyeofra.co.kr
          경영지원 management@eyeofra.co.kr

ISBN : 979−11−88726−22−6 13510

※ 잘못 만들어진 책은 구입처나 본사에서 교환해 드립니다.
※ 책값은 뒤표지에 있습니다.
※ 라의눈에서는 독자 여러분의 소중한 아이디어와 원고 투고를 기다리고 있습니다.

성인병, 난치병의 숨겨진 원인

열독을 풀면 오래된 병도 낫는다

최용선 지음

라의눈

건강하려면
더 이상 먹지 마라!

"건강보조제를 먹으면 좋을까요?"

"홍삼이 좋다는데 먹어도 괜찮겠지요?"

건강에 대한 관심이 많아지고 먹거리가 풍부해지면서 많은 사람들이 이런 질문을 한다. 병이 나기 전에 미리 건강관리를 하려는 자세는 바람직하지만, 꼭 무언가를 더 먹어야만 건강해질 수 있는 것일까?

먹거리가 부족하던 시절에는 주로 못 먹어서 병이 났다. 그때는 당연히 부족한 영양분을 채워주어야 했다. 하지만 지금은 부족하기보다는 넘쳐서 생기는 문제가 훨씬 많다. 특히 우리 몸에 필요한 열량을 만들어주는 탄수화물, 단백질, 지방 3대 영양소는 넘쳐도 많이 넘치는 상황이라 예전에는 상상하지 못했던 질병들이 만연하고 있다. 비만, 당뇨병, 고혈압, 고지혈증과 같은 성인병이 대표적이다. 아토피, 류머티즘 관절염 같은 자가면역질환이 증가하고, 불임으로 고통 받는 부부가 많아지는 것도 같은 맥락이다.

그럼에도 여전히 무엇을 더 먹어야 하는지를 고민하는 사람들이 많다. 이미 삼시 세끼 잘 먹고 있고, 몸에 좋다는 건강보조식품도 매일 챙겨 먹는다. 어디 그뿐인가. 아마씨가 좋다고 하면 곧바로 홈쇼핑에서 아마씨를 주문하고, 노니가 좋다고 하면 그날로 시중의 노니가 동이 날 정도로 몸에 좋은 식품에 집착한다.

몸에 아무리 좋은 것이라도 과하면 '독'이 될 수 있다. 실제로 건강에 관심이 많고, 몸에 좋다는 것을 열심히 챙겨 먹는데도 건강 문제로 고민하는 분들이 생각보다 많다. 필요 이상으로 먹은 것들이 '독'이 되어 몸에 차곡차곡 쌓여 건강을 해치는데, 뭔가 덜 먹어서 생긴 문제라 여기고 더 먹으려고만 하니 안타까운 일이다.

우리가 먹은 음식은 기본적으로 생명을 유지하고 우리 몸을 움직이는 데 필요한 열, 즉 에너지를 만든다. 하지만 필요 이상의 음식이 만든 필요 이상의 에너지는 남아돌아 결국 독으로 변한다. 이것이 바로 '열독'이다.

독은 크게 열독熱毒과 수독水毒으로 구분할 수 있다. 열이 과해 생긴 독이 열독이라면, 수분이 과해 생긴 독이 수독이다. 그런데 수독은 물을 많이 마셔서도 생기지만, 열독 때문에 부차적으로 생길 수도 있다. 열독으로 인해 수독이 생긴다는 것이 얼핏 이해가 되지 않을 것이다.

열독은 오장육부 전체에 영향을 미치지만, 특히 물을 관장하는 장기인 신장에 직격타를 날린다. 촉촉하고 시원해야 할 신장이 열로 인해 건조해지면서 수분대사를 제대로 하지 못하는 것이다. 결국 물을 많이 취하지 않았는데도 수독이 쌓이는 일이 벌어진다. 그러므로 열독과 수독, 어느 한 가지만 가진 경우는 드물다. 정도의 차이는 있지만 대부분 공존한다고 봐야 한다.

내원한 환자들을 진단해보면, 너무 많이 먹어 문제가 생긴 경우가 90%를 넘는다. 따라서 이제는 '무엇을 먹을까'보다 '어떻게 덜 먹을까'를 고민해야 한다. 시중에 넘쳐나는 건강보조식품이나 영양제에 관심을 가질 필요도 없다. 예로부터 '밥이 보약'이라 했다. 여러 음식을 골고루 잘 먹으면 굳이 보약을 먹지 않아도 얼마든지 건강할 수 있다. 그러니 더 이상 열독이 쌓이지 않도록 섭생에 주의해야 한다.

물론 쌓인 열독을 풀 수도 있다. 다만 열독이란 것이 하루 이틀에 만들어진 것이 아닌 만큼, 완전하게 없애려면 시간이 걸린다. 문제는 또 있다. 기껏 열독을 풀어 놓아도 과하게 먹는 식습관을 고치지 않으면 독은 다시 쌓일 수밖에 없다.

음식을 제대로 알고 먹는 것도 중요하다. 세상에 누구에게나 좋은 음식은 없다. 어떤 사람에게는 약이 되는 음식이 다른 사람에게는 독이 될 수 있다는 얘기다. 체온을 올리겠다고, 열이 많은 사람이 뜨거운 성질의 음식을 먹어대면 좋을 수가 없다. 반대로 몸이 찬 사람이 냉한 음식만 찾는다면 이 또한 독으로 쌓인다.

많이 먹는 것도 문제이지만, 자신의 몸 상태와 상관없이 무조건 먹는 것도 문제다. 자기 몸에 맞는 음식도 지나치게 먹으면 독이 된다. 그러니 차라리 하루 삼시 세끼 외에는 먹지 않는 것이 건강을 되찾는 지름길일지도 모른다.

이제 건강관리의 패러다임 자체가 바뀌어야 한다. 만성질환의 원인인 열독을 해결하기 위해서는 생활습관의 변화, 특히 절제의 미덕이 필요하다.

• 차 례 •

Chapter 1
남아도는 열이 병을 부른다

Chapter 2
열독, 증상에 속으면 안 된다

Chapter 3

열독만 풀어도 병이 낫는다

Chapter 4

열독을 예방하는 생활 습관

CHAPTER
01

남아도는 열이
병을 부른다

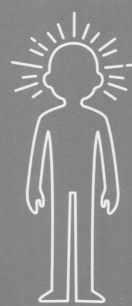

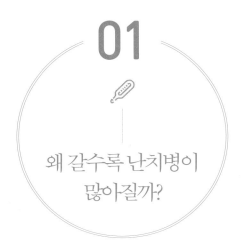

01

왜 갈수록 난치병이
많아질까?

예전에는 아토피 환자가 이렇게나 많지 않았다. 설령 어릴 때 아토피가 있었어도 어른이 되면 대부분 사라지곤 했다. 하지만 지금은 사방천지에 아토피 환자다. 아이들은 말할 것도 없고, 어른들까지도 아토피로 고생하고 있다. 실제로 진료를 하다 보면 아토피로 한의원을 찾는 환자들이 부쩍 늘었음을 체감한다. 처음부터 한의원을 찾는 환자들은 드물다. 대부분은 양방에서 치료를 받을 만큼 받다가 효과는커녕 점점 더 악화돼 지푸라기라도 잡는 심정으로 한방을 찾는 것이다.

어디 아토피뿐인가. 요즘 유치원이나 초등학생 부모들이 가장 걱정하는 것 중 하나가 ADHDAttention Deficit/Hyperactivity Disorder, 즉 주의력

결핍 과잉행동 장애다. 아이들이 산만하거나 잠시도 가만히 있지 못하고 부산하게 움직인다면, 또 정도가 지나친 행동과 돌발 행동을 한다면 ADHD를 의심해봐야 한다.

ADHD 역시 아토피와 마찬가지로 최근 들어 급증하고 있다. 아이들이야 원래 부산한 법인데 병원에서 장삿속으로 없는 병을 만들어 애꿎은 아이들을 환자로 만든다는 사람들도 있지만 그렇지는 않다. 단순히 산만한 정도를 넘어 병적으로 과잉행동을 함으로써 자신은 물론 주변에까지 피해를 주는 아이들이 아주 많다.

노년의 삶을 황폐하게 만드는 치매도 다르지 않다. 치매는 환자 자신은 물론 온 집안을 초토화할 정도로 무서운 병이다. 개인 차원에서는 도저히 감당하기 어려워 국가 차원에서 적극적으로 지원하려고 애쓰고는 있지만 워낙 급증하는 추세여서 치매 환자를 돌보기엔 역부족인 것이 사실이다.

불안장애, 공황장애, 우울증에 시달리는 사람들도 점점 많아지고 있다. 예전에는 이런 정신과 질환을 꼭꼭 숨겼다. 요즘에는 인식이 개선되어 병을 감추지 않고 적극적으로 치료하려는 사람들이 늘어나 그나마 다행이다.

예전에는 부자들이나 걸렸다는 당뇨병이 이제는 성인 4명 중 1명이 환자일 정도로 흔한 병이 되었다. 당뇨병뿐만 아니라 고혈압, 고지혈증, 비만도 폭발적으로 증가하는 추세다. 왜 예전에는 드물었던 질병이 이렇게나 만연하고, 치료가 잘 안 되어 만성이 되는 걸까?

이 질문에 대한 답은 한 가지가 아니다. 스트레스를 많이 받아서, 고열량 음식을 필요 이상으로 많이 먹어서, 대중교통 수단과 전자 제품이 발달하면서 많이 움직이지 않아서, 공해로 땅과 바다가 오염되어서 등 원인으로 지목될 요인들이 수두룩하다. 이 밖에도 질병별로 많은 원인들이 있을 것이다. 만성질환일수록 원인을 딱 꼬집어 말하기 어렵다는 것이 통설이다.

하지만 원인이 불분명하다는 것은 어디까지나 양방의 관점에서 그렇다는 이야기다. 한의학 관점에서 보면 아토피, ADHD, 치매, 우울증, 대사증후군 등 현대인들을 괴롭히는 난치병의 근본 원인은 명확하다. 바로 '열독熱毒'이다.

적당한 열은 우리 몸을 움직이고 건강을 유지하는 데 큰 도움이 되지만 필요 이상의 열은 '독'이 되어 우리의 심신을 모두 공격한다. 현대 난치병의 원인으로 지목되는 스트레스, 고열량 음식, 공해는 모두 '열'이라는 공통점을 갖고 있다. 적당해야 할 열이 과도하게 많아지면 오장육부를 말려 기능을 저하시키고, 열이 단단하게 뭉쳐 기氣와 혈血의 순환을 방해한다. 오장육부가 제 기능을 하지 못하고 기혈 순환이 막히면 병이 나는 것이 당연하다.

고열량 음식, 스트레스, 공해 모두 열독을 만드는 주범이지만 그중에서도 열을 가장 많이 발생시키는 것은 단연 '고열량 음식'이다. 치킨, 피자, 라면, 자장면, 튀김, 빵 등 현대인들이 즐겨 먹는 음식들은 대부분 고열량이다. 몸은 예전보다 덜 움직이는데 고열량 음식을 많이 먹다 보니 몸에 '열독'이 쌓일 수밖에 없다.

꼭 고열량 음식이 아니어도 뭐든 필요 이상으로 과하게 섭취하면 다 열독이 된다. 몸에 좋다고 알려진 음식이라고 다르지 않다. 전체 열독을 100으로 보았을 때 음식으로부터 유발된 열독이 약 60에 달할 정도로 음식은 열독을 만드는 결정적 원인이다. 과거에 없던 질병이 급격히 증가하고 있다면, 그 원인은 대부분 음식 때문이라 해도 과언이 아니다.

스트레스도 열독을 가중하는 데 큰 역할을 한다. 스트레스를 받을 때 흔히 '열 받는다'라고 표현하는 것은 매우 적절하다. 스트레스 자체가 열이기 때문이다. 물론 스트레스를 받아도 그때그때 잘 풀어주면 열독이 되지 않지만 쉬운 일은 아니다. 풀지 못하고 쌓인 스트레스는 열독으로 변해 각종 질병을 불러온다. 전체 열독 중 30% 정도가 여기에 해당되고 음식 못지않은 치명적 영향을 미친다.

공해 역시 열독을 만드는 요인이다. 하나를 얻으면 하나를 잃는 법이다. 산업의 발달로 풍요로움과 편안함을 얻었지만 그 대가로 우리는 예전처럼 맑은 공기를 마시지 못하게 되었다. 자동차, 에어컨, 공장에서 뿜어져 나온 오염물질과 미세먼지는 우리의 건강을 위협하고 있다.

공해는 전체 열독의 약 10%를 차지하지만, 음식이나 스트레스와는 달리 다른 선택지가 없다는 것이 가장 큰 문제다. 생활 터전을 완전히 버리고 공기 좋고 물 좋은 곳으로 이사 갈 수 있는 사람은 많지 않다.

결국 현대인들은 이래저래 열熱을 많이 받을 수밖에 없는 상황에 있다. 그것도 지속적으로. 열을 많이 받으면서 제때 적절한 방법으로 풀어주지 못하니 열독으로 쌓이고 결국 각종 난치병이 생기는 것이다. 게다가 양방에서는 병의 원인인 열독을 풀어주지 않고 증상만 완화하는 치료를 하니 병은 속으로 숨어 점점 더 깊어진다.

열독은 현대인들을 괴롭히는 많은 질병의 근원이다. 지금부터라도 내 몸을 망가뜨리는 열에 대해 제대로 알아야 한다. 열독이 쌓이지 않도록 예방하고 쌓인 열독을 풀어주기만 하면, 난치병이라 치부되던 질환들로부터 해방될 수 있다.

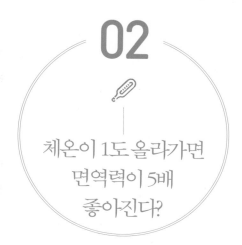

02

체온이 1도 올라가면
면역력이 5배
좋아진다?

"체온을 1도 올리면 면역력이 5배 높아진다는데 왜 열이 문제라는
거죠?"

현대인에게 열독이 문제라고 말하면 꼭 이렇게 반문하는 분들이 있
다. 건강을 위해서는 물을 많이 마셔야 한다는 것이 정설로 굳어진 것
처럼, 체온을 올려야 면역력이 높아진다는 것이 상식이 되었다.

실제로 정상 체온을 유지하는 것은 매우 중요하다. 정상 체온인 36.5
도보다 낮으면 오장육부를 비롯한 각 신체 기관이 제 기능을 발휘하지
못해 면역력이 떨어지고, 기초 신진대사가 부진하게 된다. 따라서 정상
체온을 밑돌면 몸을 따뜻하게 해주는 것이 옳다. 그런데 정상 체온을

유지하는 사람들도 체온을 높이면 더 건강해진다는 믿음은 어디서 시작되었을까?

이 모든 것은 한 권의 책에서 시작되었다고 해도 과언이 아니다. 《체온을 1도 올리면 면역력이 5배 높아진다》라는 책은 출간 당시 엄청난 화제를 불러일으켰다. 이후 여기저기서 그 책을 근거로 '체온을 높이는 방법'을 이야기하기 시작했다. 어느 순간 '정상 체온보다 낮은 사람이라면'이라는 전제 조건은 사라지고 무조건 체온을 높여야 한다는 목소리만 남았다. 매우 걱정스러운 사태가 아닐 수 없다. 그런데 정작 책에서는 무조건 체온을 올리라고 말하지 않는다. 책이 주장하는 바를 정리하자면 다음과 같다.

'스트레스는 많고 운동량은 적은 현대인들의 약 50~60%가 정상 체온보다 낮은 35도 수준의 체온을 보인다. 정상 체온보다 1도 떨어지면 면역력이 약해져 각종 질병에 걸릴 가능성이 있으므로 정상 체온을 회복해야 한다.'

그런데 사람들은 이 책의 주장을 제대로 해석하지 못했다. 내 몸의 상태가 어떤지 따져보지도 않고 무조건 체온을 올리겠다고 반신욕을 하고 생강을 상복한다. 몸에 수독水毒이 많이 쌓여 있는데도, 하루 2리터씩 물을 마시는 사람들처럼 말이다.

그리고 책에서 말한 것처럼 현대인들의 50~60%가 정상 체온보다 낮을까? 사실 이를 증명할 만한 객관적이고 신빙성 있는 통계 자료는 없다. 또한 체온이 36.5도에 못 미친다고 크게 걱정할 일도 아니다.

체온은 나이, 성별, 활동량, 스트레스 정도에 따라 차이가 날 수 있다. 36.5도를 기준으로 0.5도 정도 높거나 낮다면 크게 문제될 것이 없다. 일반적으로 신진대사가 활발한 어린이들은 성인보다 체온이 0.5도 정도 높고, 근육량과 활동량이 적은 노인은 0.5도 정도 낮다.

하지만 위험할 정도로 체온이 떨어지는 경우는 그리 많지 않다. 몸이 차고 오한이 느껴져도 체온을 재보면 그렇게 낮지를 않다. 특별한 질병이 없는 한, 체온이 35도 이하로 떨어지는 경우는 드물다. 대부분의 사람들은 체온을 걱정하지 않고 지내도 별 문제가 없다는 얘기다.

몸이 찬 사람이 체온을 올리겠다고 하면 건강에 도움이 되지만, 그렇지 않은 사람이 불필요한 열을 더하면 불난 집에 부채질하는 격이다. 환자들을 진료하다 보면 이미 열이 많은 사람들이 태반이다. 언제든 자신의 상태를 먼저 살피는 것이 우선되어야 한다.

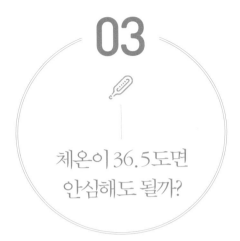

03

체온이 36.5도면
안심해도 될까?

여기서 이런 의문이 들 것이다. 열독을 유발하는 '열'이 체온으로 측정되는 '열'과 같은 걸까? 결론적으로 말하자면 같을 수도 있고 다를 수도 있다. 애매모호하게 들리겠지만 사실 이것이 가장 정확한 답이다. 그 이유는 열의 종류와 양상이 매우 다양하기 때문이다.

"속으로 열이 확 올라오고 식은땀이 나서 체온을 재봤더니 36.5도가 나오네요. 제가 너무 예민했던 걸까요?"

누구나 이와 비슷한 경험을 한 적이 있을 것이다. 속에서는 열이 나는데 막상 체온을 재보면 정상이거나 살짝 높을까 말까한 정도다. 그런데 36.5도가 정상 체온이라는 우리의 굳은 신념은 과연 옳은 건지

의심해본 적은 없는가?

　사실 정상 체온 범위는 나이에 따라, 측정 부위에 따라 조금씩 다르다. 보통　36~37.5도면 정상 체온으로 본다. 체온을 올리면 면역력이 높아진다고 믿는 사람들이 많아서 요즘은 체온이 36.5도보다 높게 나오는 것을 더 좋아하고 안심하는 분위기라고 한다.

연령	정상 체온 범위 (℃)
0~2세	36.4 ~ 38.0
3~10세	36.1 ~ 37.8
11~65세	35.9 ~ 37.6
65세 이상	35.8 ~ 37.5

표1) 연령에 따른 정상 체온 범위(출처: 쇼핑용어사전)

부위	정상 체온 범위 (℃)
귀(고막)	35.8 ~ 37.8
입안(구강)	35.5 ~ 37.5
겨드랑이	35.3 ~ 37.3
항문(직장)	36.6 ~ 37.9

표2) 측정 부위에 따른 정상 체온 범위(출처: 쇼핑용어사전)

　하지만 체온계로 잰 체온이 정상이라도 안심하기엔 이르다. 열은 크게 두 가지로 구분된다. 피부 가까이서 나는 '겉열'과 피부 깊숙한 곳에서 나는 '속열'이다. 겉열은 피부를 통해 비교적 쉽게 발산할 수 있어 그리 위협적이지 않다. 반면 속열은 오장육부에 직접적으로 영향을 미친다. 오장육부에도 적정 온도가 있는데, 열이 과하거나 부족하면 제 기능을 발휘하지 못하고 망가지는 것이다. 열이 과하면 오장육부가 필요 이상으로 활성화되고, 그 상태가 지속되면 장기가 쪼그라들면서 손상되기 쉽다.

이처럼 우리 몸을 망치는 열은 주로 '속열'이다. 그런데 체온계로는 속열을 측정하기 어렵다. 속열은 몸속 깊숙이 도사리고 있기 때문이다. 체표에 드러난 겨드랑이보다 입안이나 항문 등 몸속에 숨겨진 부위에서 잰 체온이 상대적으로 정확하다는 이야기는 시사하는 바가 크다.

몸에 열이 많으면 오장육부 중 신장이 가장 먼저 망가진다. 물을 관장하는 장기인 신장은 특히 시원하게 유지되어야 최상의 기능을 발휘할 수 있다. 열에 노출되면 기능 약화로 수분대사에 문제가 생기는 것이다. 몸속 노폐물을 걸러내 깨끗한 물은 몸으로 돌려보내고 나머지는 소변으로 배출해야 하는데, 그 기능을 하지 못하니 몸에 수독이 쌓이게 된다.

열독으로 시작했지만 결국 신장이 망가져 수독이 쌓이게 되는 메커니즘이라, 속에 열이 얼마나 많은지 더더욱 알아채기가 어렵다. 분명히 열독이 존재하지만 수독에 막혀 오히려 몸이 차게 느껴지기까지 하기 때문이다.

체온은 38도 이상으로 올라가야 스스로 체감할 수 있다. 열로 인해 땀이 나면서 기분이 가라앉고 전체적으로 컨디션이 안 좋아진다. 보통 38~38.5도를 미열이라 한다. 이때 겉으로 느껴지는 열은 미미하지만, 이미 속에는 열독이 많이 쌓여 장기의 기능을 떨어뜨린 상태일 가능성이 있으므로 가볍게 봐서는 안 된다.

체온이 39도 이상 고열이면 위기 상황이다. 신속하게 열을 끄지 않으면 오장육부는 물론 뇌세포까지 다칠 수 있다. 체온이 40도에 달하면 전신에 기운이 빠지고, 정신이 혼미해지고, 탈수와 구토, 두통에 시달리게 된다. 41도가 되면 구토, 두통, 어지럼증이 더 심해지고 환각과 착란이 일어난다. 숨 쉬기가 힘들어지고 심장도 불규칙하게 뛴다. 42도가 되면 뇌세포가 파괴되기 시작한다.

체온이 낮든 높든, 정상 범주를 벗어났다고 생각했을 때 사람들은 병원을 찾는다. 문제는 체온이 정상 범주에 있을 때다. 앞에서도 이야기했듯이 이미 속에 열이 꽉 차 있어도 체온계로는 감지되지 않고, 열독으로 신장이 망가져 수독까지 생기면 오히려 몸이 차게 느껴질 수도 있기 때문이다.

체온계로 잰 체온은 그야말로 최소한의 정보일 뿐이다. 체온보다는 내 몸에 나타나는 증상들을 보면서 열독의 존재 여부를 판단해야 한다. 열독이 있을 때 나타나는 증상은 뒤에서 자세히 소개할 예정이다. 자신과 일치하는 증상이 많다면 체온이 정상이더라도 안심해서는 안 된다. 빨리 열독을 풀고, 더 이상 열독이 쌓이지 않도록 생활 습관을 바꾸는 것이 최선이다.

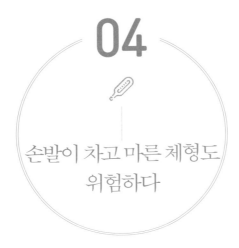

04

손발이 차고 마른 체형도
위험하다

열이 많은 사람들은 대부분 활동적이다. 열은 몸을 움직이는 데 필요한 에너지이기 때문에 열이 많으면 에너지를 소비하기 위해서라도 많이 움직이게 된다. 몸속에 아무리 열이 많아도 다 쓰면 문제가 없다. 그런데 어떤 이유에서든 열을 다 소비하지 못하고 몸속에 열이 쌓이면 독으로 변하는 것이다.

열이 많은 사람은 대체로 다혈질이다. 화가 나거나 당황하면 얼굴이 벌겋게 달아오르는 경우가 많다. 누가 봐도 열이 많음을 쉽게 짐작할 수 있는 유형이다. 문제는 겉모습과는 달리 의외로 열이 많은 사람들이다. 바짝 마른 체형에 예민해 보이는 인상을 가진 40대 중반의 남자가 내원한 적이 있다.

"손발이 차고 소화가 안 돼서 늘 기운이 없습니다. 기력이 달려서 홍삼, 꿀을 대놓고 먹는데도 영 나아지지를 않네요."

마른 사람은 기본적으로 열이 많고 에너지를 많이 소비하는 유형이다. 같은 활동을 해도 다른 사람들에 비해 많은 에너지를 소비하니 살이 찔 틈이 없다. 앞에서 말한 다혈질 유형은 그래도 스스로 열이 많다고 알고 있지만, 마르고 예민한 사람들은 스스로 몸이 냉하다고 생각한다. 그것도 몸 전체가 찬 것이 아니라 손발이나 복부 등 특정 부위가 차다고 호소하는 사례가 많다. 그러니 몸을 따뜻하게 해주는 음식이나 건강식품을 찾게 된다.

열이 많아 마른 체형인데도 왜 스스로 냉하다고 생각할까? 그 이유 중 하나는 열이 뭉쳐서이다. 열은 에너지원으로 쓰이는 '좋은 열'과 질병의 원인이 되는 '나쁜 열'로 구분할 수 있다. 나쁜 기운을 품은 열을 말 그대로 사열邪熱 혹은 열사熱邪라고 부르는데, 몸속 전체에 퍼져 있다. 사열이 곧 속열이라 이해해도 큰 무리는 없다.

몸속 전체에 퍼져 있는 사열을 오래 방치하면 한 군데로 모여서 뭉치게 된다. 이를 '열결熱結'이라 한다. 쉽게 말하면 나쁜 열이 응축된 것이다. 사열이 뭉쳐 열결이 되면 열결 부위는 무척 뜨겁지만 다른 부위는 차갑다. 말랐는데도 몸이 찬 사람 중 상당수는 열이 오래 방치되어 열결이 형성되었을 가능성이 매우 크다.

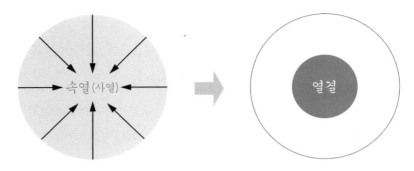

그림1) 사열邪熱이 한 군데로 모여 뭉치면 열결熱結이 생성된다.

열이 뭉쳐 속은 뜨겁고 겉은 찬 경우에는 열을 풀어주어야 한다. 열을 풀려면 당연히 차가운 성질의 한약재를 써야 하는데, 한의사들 중에도 조심스러워하는 분들이 있다. 몸이 냉할 뿐만 아니라 소화가 안 돼 밥도 잘 못 먹는다고 호소하는 환자들에게 차가운 약을 주자니 부담스러운 것이다.

하지만 열을 풀어주는 것이 먼저다. 이런 환자들에게 몸을 따뜻하게 해주는 약을 처방하면 별 효과가 없다. 성질이 찬 약을 주었을 때 비로소 열결이 풀어지면서 몸이 따뜻해진다.

마르고 손발이 차다고 해서 다 열독이 있는 것은 아니다. 임상에서 관찰하면 약 95%가 열독형인 것은 맞다. 나머지 5%는 수독이 있으면서 마르고 몸이 찬 사람들이다. 마르고 몸이 찬 사람이 열독형인지 수독형인지를 구분하는 일은 생각보다 어렵지 않다. 열독형은 대개 다음과 같은 증상을 갖고 있기 때문이다.

① 소변을 보는 횟수가 하루에 3회 이내이고, 소변 색깔이 진하거나 냄새가 난다.

② 몸이 추운데도 막힌 공간을 답답해한다.

③ 몸이 차도 사우나에 들어가지 못하거나, 들어갔다가도 금방 나온다.

④ 겨울에도 옷을 많이 입지 못한다.

열독으로 몸이 마르고 냉한 데다 기력이 달리는 분들은 잘 먹어야한다. 음식은 기본적으로 열을 내지만 우리 몸을 구성하는 데 꼭 필요한 영양소를 갖고 있다. 마른 사람들은 열이 많아도 정작 우리 몸에 필요한 영양소는 부족한 경우가 많다. 올바른 음식을 올바르게 먹어야 한다는 얘기다.

다만 열을 과도하게 내는 음식은 가급적 피하는 것이 좋다. 다이어트를 하는 여성들 중 밥은 안 먹고 과자, 빵, 유제품만 먹는 사람들이 있다. 뒤에서 자세히 설명하겠지만 모두 영양소는 부족하고 열량만 내는 음식들이다. 가뜩이나 열이 많은 사람에게 열을 보태기만 할 뿐 건강 유지에 필수적인 근육, 뼈, 호르몬, 진액 등을 만들 영양소를 공급하지 못한다.

이런 사람들은 영양소가 풍부하면서도 서늘한 성질의 음식을 먹어야 열독이 풀리고 몸이 따뜻해져 건강을 회복할 수 있다.

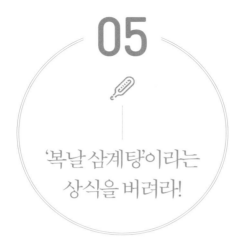

05

'복날 삼계탕'이라는 상식을 버려라!

복날이 되면 사람들은 약속이라도 한 듯이 삼계탕을 먹는다. 평소에는 즐기지 않던 사람들까지 유명 맛집 앞에 줄을 서서 기다리기도 한다. 주부들은 가족을 위해 인삼, 대추, 찹쌀 등 몸에 좋다는 재료를 잔뜩 넣어 정성껏 삼계탕을 끓인다. 예전부터 내려오는 세시풍속이다. 그런데 우리의 생활은 너무나 달라졌는데, 건강관리 방법은 왜 선조들이 하는 것을 그대로 따라하는 걸까?

예전에는 먹을 것이 부족해 몸에 필요한 영양을 충분히 섭취하기가 어려웠다. 그런 상태에서 무더운 여름을 나기란 쉬운 일이 아니다. 더운 여름에는 똑같은 일을 해도 더 많은 에너지가 소모된다. 또 체온을 유지하기 위해 다량의 땀을 흘려 열을 방출하기 때문에 쉽게 지친다. 그래서 우리 조상들은 여름이 오면 땀으로 소실된 에너지를 채우기 위해 삼계탕을 먹고 원기를 보충했던 것이다.

하지만 현대인들의 상황은 다르다. 일단 냉방시설 덕분에 여름에도 예전만큼 땀을 흘리지 않는다. 게다가 요즘에는 못 먹어서 탈이 나기보다는 많이 먹어서 문제가 생기는 경우가 훨씬 많다. 현대인 중 상당수가 하루에 필요한 열량보다 더 많은 열량을 섭취한다. 여름에 수시로 치킨과 맥주를 즐기는 사람들도 많다. 그런데 복날이라고 또 삼계탕을 먹을 필요가 있을까?

삼계탕은 열량이 엄청나다. 닭의 크기와 들어가는 재료에 따라 조금씩 차이는 있지만 1인분 기준으로 약 900kcal 정도가 된다. 그뿐 아니다. 삼계탕의 재료들 대부분이 한의학적으로 성질이 뜨거운 음식이다. 닭과 인삼은 말할 것도 없고 마늘과 대추도 열을 가중하는 식재료들이다. 이미 열이 많은 사람들이 삼계탕을 먹으면 보신이 되는 것이 아니라 몸 상태가 안 좋아질 가능성이 크다.

실제로 삼계탕을 잘못 먹어 크게 탈이 난 사례가 있었다. 몸에 열이 많아 땀을 많이 흘리는 초등학생 아이였다. 열이 많아도 땀을 흘린다면 그나마 괜찮다. 열기가 땀으로 빠져나가면서 식기 때문이다. 그런데 아이의 엄마는 아이가 허약해 땀을 흘리는 것이라 생각하고 황기를 듬뿍 넣고 삼계탕을 끓여 먹였다.

황기는 성질이 따뜻하고 기운을 보해서 땀을 덜 흘리게 만드는 약재다. 열이 많은 아이에게 삼계탕은 열을 보태는 음식이어서 좋지 않은데, 열이 땀으로 빠져나가지 못하도록 황기로 막아놓기까지 했으니 열을 주체하지 못해 탈이 났던 것이다. 정체된 열 때문에 아이의 몸에는 온통 열꽃이 피었고 숨을 잘 쉬지도 못했다. 다행히 열을 끄는 약을 먹고 금방 회복할 수 있었다.

한 대형 마트의 광고 문안 중 '빼는 것이 플러스다'란 것이 있다. 그 광고에 현대인의 건강 수칙이 담겨 있다. 무언가를 더하려 하지 말고 빼려고 노력해야 할 때다.

보양식保養食이란 몸에 영양을 보충해주는 음식을 뜻한다. 고열량 음식을 많이 먹는 현대인에게 보양식은 더 이상 의미가 없다. 삼계탕, 보신탕, 장어 같은 고열량 음식은 몸을 더 뜨겁게 만들기 때문에 과하게 먹거나 자주 먹으면 열독이 될 가능성이 매우 크다.

발상의 전환이 필요하다. 이제 복날에 삼계탕을 먹는 대신 한 끼 정도 건너뛰는 건 어떨까? 음식의 풍요 속에 파묻혀 사는 현대인들이 건강을 지키는 방법은 분명 달라져야 한다. 평균 수명 100세 시대라고는 하지만, 골골대며 100년을 사는 것은 행복이 아니라 재앙일 수 있다.

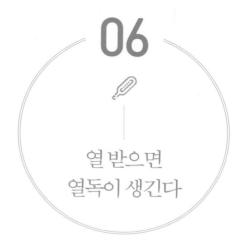

06

열 받으면
열독이 생긴다

현대인들은 열 받을 일이 많다. 남녀노소 구분이 없다. 어린 학생들은 학업 스트레스로 열 받고, 직장인들은 상사 눈치 보고 비위 맞추느라 열 받고, 사업자들은 어려운 경제 여건 때문에 극심한 스트레스에 시달린다. 노인들의 삶도 팍팍하다. 수명은 길어졌는데 경제적으로 어려워 늘 걱정이 많다. 하루도 스트레스 없이 지나가는 날이 없을 정도다.

스트레스는 그 자체가 열이다. 음식을 먹어 생기는 열과는 달리 에너지가 없는 열로, 주로 화火의 형태로 나타난다. 비록 물질적인 형태는 없지만 스트레스를 제때 풀지 못하면 열독으로 변해 몸을 망가뜨린다. '화병'은 스트레스가 열독으로 쌓여 질병이 된 것이다.

어쩌다 한 번 음식을 많이 먹었다고 바로 열독이 되지 않듯이, 스트레스도 어쩌다 한 번 받았다고 열독이 되지 않는다. 스트레스를 받았어도 바로 풀면 문제가 없다. 오랜 시간에 걸쳐 지속적으로 감정적 상처를 받으면 열독이 쌓이기 시작한다.

스트레스는 일차적으로 마음을 공격하지만 서서히 육체의 증상으로 나타난다. 명치에 무엇인가가 걸려 답답한 느낌이 들기도 하고, 숨이 막히거나 몸 여기저기가 아플 수도 있다. 이런 경우 스트레스로 인한 열독을 풀어야 하는데, 이를 무시하고 증상에만 집착하면 병이 낫지 않는다.

화병으로 10년 동안 매일 설사를 했다는 분이 있었다. 50대 초반의 여성 사업가였는데, IMF 때 수십억 원을 날리고 엄청난 스트레스를 받은 후 설사가 시작되었다고 한다. 다행히 몇 년 후에 잃었던 돈을 복구했는데도 설사가 멈추지 않았다.

"돈을 잃은 후 자다가도 벌떡 일어났던 적이 한두 번이 아니에요. 너무 억울해 가슴이 벌렁거리고 숨이 막혀 죽을 것 같더라고요."

오랜 시간에 걸쳐 극심한 스트레스를 받다 보니 열독이 쌓였고, 그 열독이 수분을 관장하는 신장을 망가뜨려 배에 수독이 쌓인 것으로 보였다. 진단을 해보니 돈을 잃은 충격으로 심장에는 열이 가득한데, 배는 냉했다. 어릴 때부터 배탈이 잘 났다는 걸로 봐서는 소장이 늘 찬 편이었을 테고, 열독으로 인해 신장이 약해지면서 수독이 배설되지 못하니 소장, 대장과 그 주변에 물이 많이 쌓여 배가 더 냉해진 것이다.

환자에게 한약을 권했더니, 10년 동안 안 다녀본 한의원이 없다며 미심쩍어했다. 아마 다른 한의원에서는 배를 따뜻하게 해주는 처방을 했을 것이다. 이 환자는 배가 냉하기는 하지만 스트레스로 인한 열독이 근본 원인이므로, 열독과 수독을 동시에 풀어주어야 치료가 된다. 속는 셈 치고 닷새만이라도 한약을 복용해보라고 설득한 후, 심장의 열을 끄면서 배를 따뜻하게 하는 약을 처방했다. 그랬더니 10년이나 지속된 고질병인 설사가 5일 만에 멎었다.

이처럼 스트레스는 마음은 물론 몸까지 상하게 만들기 때문에 평소 스트레스를 덜 받으려고 노력하고, 받더라도 빨리 풀어야 한다. 똑같은 일을 겪어도 사람마다 느끼는 강도는 다르다. 어떤 사람은 하늘이 무너질 듯 큰 스트레스를 받고, 어떤 사람은 잠시 돌부리에 걸려 넘어진 것처럼 훌훌 털고 일어난다.

사람마다 스트레스를 받아들일 수 있는 그릇의 크기를 달리 타고났다고 할 수도 있겠지만, 임상에서 경험해보면 몸이 건강할수록 스트레스를 잘 이겨낸다. 스트레스를 몸에서 어떻게 받아들이느냐에 따라 독이 될 수도 있고, 잠시 스쳐가는 바람이 될 수도 있다.

스트레스를 잘 견디는 사람들은 대체로 긍정적 에너지가 넘친다. 잠시 몸과 마음을 다쳤다 해도 금방 회복할 수 있다. 반면 에너지가 부족한 사람들은 사소한 일에도 민감하게 반응한다. 그도 그럴 것이 스트레스는 엄청난 에너지를 소모한다. 생각이 많고 감정에 휘둘리는 것 자체가 에너지를 소모하는 일이고, 그 과정에서 열이 발생한다.

앞에서 에너지도 열이라고 했던 것을 기억하는 독자들은 의아해할 수 있다. 에너지라고 표현되는 '열'과 열독이 되는 '열'은 뭐가 다른 걸까? 뒤에서 설명하겠지만, 좋은 열과 나쁜 열 정도로만 이해하고 넘어가자. 화가 나면 누구나 얼굴이 벌겋게 달아오르고 온몸이 뜨겁게 느껴진다. 스트레스를 받으면 가뜩이나 에너지가 부족한데 그것마저 다 소모해버리니 열이 나는 것이다.

스트레스는 온몸에 영향을 미치지만 그중에서도 특히 간을 집중적으로 공격한다. 그래서 스트레스를 많이 받는 사람들은 대체적으로 간열이 많다. 뉴질랜드에서 교민들을 대상으로 한의원을 운영하는 제자가 있다. 이민 간 지 몇 년 만에 한국을 방문했을 때 그가 아주 흥미로운 이야기를 꺼냈다.

"원장님, 뉴질랜드에는 간열이 없어요."

"뉴질랜드 사람들이?"

"아니요. 뉴질랜드로 이민 간 한국 사람들이요. 애나 어른이나 다 간열이 없어요."

한국 사람들은 대부분 간열이 많다. 얼핏 생각하면 낯선 타국에서 살기가 녹록치 않아 스트레스를 많이 받을 것 같은데 간열이 없다고 하니 신기하기까지 했다. 이민 생활이 쉽지는 않겠지만, 워낙 복지가 잘 갖춰져 있으니 한국에서 살 때보다 스트레스가 훨씬 덜한 모양이다. 아이들이야 공부에 대한 스트레스가 아예 없으니 간열이 생길 리가 없다. 제자의 말을 들으면서 스트레스가 간에 얼마나 나쁜 영향을 미치는지 새삼 확인할 수 있었다.

스트레스로 인한 열을 가라앉히려면 에너지가 필요하다. 화를 가라앉히려고 해도 에너지가 없으면 뜻대로 되지 않는다. 열독이 되는 나쁜 열을 에너지가 되는 좋은 열로 눌러야 한다. 스트레스로 화가 머리끝까지 치밀었을 때 맛있는 음식을 먹으면 기분이 좋아지는 경험을 해본 적이 있을 것이다. 스트레스로 고갈된 에너지를 음식으로 보충했기 때문에 가능한 일이다. 단, 너무 많이 섭취하면 에너지가 남아돌면서 열독을 가중할 수 있으므로 주의해야 한다.

아예 열 받는 일이 없으면 좋겠지만 현대 사회에서는 거의 불가능한 일이다. 차라리 열 받았을 때 충격을 최소화하고, 가능한 한 빨리 풀 수 있는 방법을 마련하는 것이 현명하다.

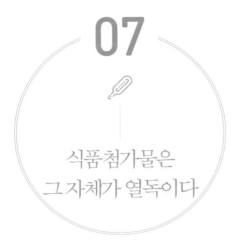

07

식품첨가물은
그 자체가 열독이다

현대인들이 예전에는 없던 난치병에 많이 걸리는 가장 큰 이유는 음식이다. 필요한 것 이상의 과한 열량을 섭취하는 것이 일차적인 문제지만 음식과 함께 몸으로 들어가는 각종 화학 성분의 첨가물들도 무시할 수 없다.

세상에는 우리가 알지도 못하는 식품첨가물들이 너무 많다. 인스턴트식품과 패스트푸드, 가공식품은 식품첨가물 범벅이라고 해도 과언이 아니다. 집에서 직접 해 먹는 음식에도 식품첨가물이 들어간다. 화학조미료인 MSG가 대표적 첨가물이다.

식품첨가물의 유해성에 대해서는 이견이 많다. 특히 MSG는 1987

년 세계보건기구 식품첨가제 위원회가 안전성을 재검토한 결과 문제가 없다고 발표해 논쟁이 더 뜨겁다. 한국 식품의약품안전처도 MSG가 무해하다고 보고 MSG의 사용량을 규제하지 않고 있다.

하지만 한의학적 관점에서 보면 MSG를 포함한 식품첨가물은 독이다. 그것도 혈액을 오염시켜 병들게 하는 혈독血毒과 열독이 합쳐진 형태라 할 수 있다.

인체는 음식, 호흡, 피부를 통해 들어온 물질을 분해해 몸에 좋은 성분은 흡수하고 나쁜 성분은 소변, 대변, 땀으로 배출한다. 그런데 어떤 경로를 통해 몸으로 들어왔든 우리 몸이 자연스럽게 분해하지 못하는 것은 모두 '독'이라 할 수 있다.

예를 들어 밥은 주성분인 탄수화물 외에도 식이섬유, 비타민, 지방 등의 영양소로 분해되고, 필요 없는 찌꺼기는 몸 밖으로 배출된다. 모든 먹거리가 다 그렇다. 이에 비해 식품첨가물은 이미 화학물질이어서 더 이상 분해할 것이 없다. 물론 일부는 소변이나 대변으로 배출되기도 하지만, 그보다는 몸속에 남아 혈액을 오염시키고 몸을 병들게 하는 경우가 많다.

과학적으로 식품첨가물이 인체에 해롭다거나 무해하다는 것을 완벽하게 증명하기는 어려울 것이다. 하지만 몸은 분명히 말한다. 인스턴트식품으로 끼니를 때우고 과자, 빵 등 식품첨가물이 많이 들어간 간식을 즐기는 사람들은 건강한 식생활을 하는 사람보다 확실히 건강이 좋지 않다.

실제로 환자들을 진료하다 보면 식품첨가물만 덜 섭취해도 상태가 호전되는 것을 확인하곤 한다. 아토피의 경우는 그 상관관계가 더욱 분명하다. 아토피는 열독이 원인인 대표적인 자가면역질환이다. 열독이 과하게 쌓여 면역 기능에 이상이 온 것이니만큼 음식을 각별히 조심해야 한다. 고기, 우유, 계란 등 열이 많은 식품을 멀리해야 하는 것은 당연하고 식품첨가물처럼 그 자체가 열독이자 혈독인 물질을 피해야 한다.

스무 살이 넘어 아토피가 생겼다는 대학생이 있었다. 입시 스트레스가 심하기도 했지만 그 학생은 먹는 것이 더 문제였다. 라면을 너무 좋아해 삼시 세끼 라면을 먹을 때가 많았고, 라면 국물에 밥 말아 먹는 것을 즐겼다.

"아토피 낫고 싶으면 당장 라면부터 끊어야 합니다."

열독을 푸는 한약을 먹어도 라면을 계속 먹는다면 소용이 없다. 아주 강경한 어조로 라면을 끊고 밥과 나물 위주로 식사할 것을 권했다. 학생과 부모는 양방 병원에서도 식이요법을 강조해서 해보았지만 별 효과가 없었다며 반신반의했다.

아토피가 심할 때는 흉내만 내는 수준이어서는 안 된다. 힘들더라도 독하게 식이요법을 해야 한다. 라면, 피자, 빵, 과자 등 인스턴트식품을 완전히 끊어야 한다. 성인 아토피로 고생하던 그 학생도 식습관을 바꾸고 나서야 호전되었다.

증상은 증거에 우선한다. 식품첨가물이 유해하다는 과학적 증거가 없다 해도 증상으로 고생하는 사람들이 있다면 조심해야 할 이유는 충분하다. 세계보건기구는 식품첨가물이 안전하다고 했지만, 국제소비자기구IOCU는 매년 10월 16일을 '화학조미료 안 먹는 날'로 지정했다. 정말 MSG를 비롯한 식품첨가물이 인체에 무해하다면 굳이 이런 날을 만들 이유가 없다.

하지만 이미 식품첨가물의 맛에 길들여진 사람들이 많다. 오랫동안 익숙해진 식품첨가물을 단숨에 끊기란 쉬운 일이 아니지만 가능한 한 멀리해야 한다. 식품첨가물을 많이 섭취할수록 열독과 혈독이 쌓여 질병이 될 위험이 커지는 것은 명확한 사실이기 때문이다.

CHAPTER
02

열독, 증상에
속으면 안 된다

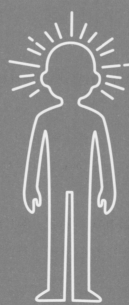

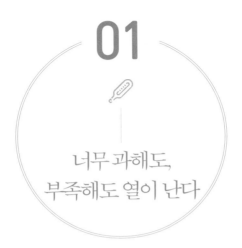

01

너무 과해도,
부족해도 열이 난다

양은 열熱, 음은 한寒

우리가 사는 세상은 음양이 조화를 이룰 때 가장 평온하다. 음과 양이 넘치지도 모자라지도 않고 균형을 이루어야 탈이 없다는 의미다. 음과 양은 자석처럼 음은 양을, 양은 음을 끌어당긴다. 서로 반대편을 끌어당김으로써 어느 한쪽이 과도하게 커지는 것을 견제하며 균형을 유지한다.

우리 몸도 마찬가지다. 몸속에는 수많은 양과 음이 존재한다. 뜨거운 열이 양이라면 한기는 음이다. 이 둘이 조화를 이루어 너무 뜨겁지도 차갑지도 않은 것이 건강한 상태다.

사실 몸은 스스로 음양의 균형 상태를 유지하는 능력을 갖고 있다. 체온이 너무 많이 올라가면 땀을 내서 체온을 내리고, 몸이 너무 차가워지면 열을 내 체온을 올린다. 심장의 박동도, 호르몬의 분비도 다 이러한 원리에 의해 조절된다. 인체의 조절 능력 덕분에 우리는 하루하루를 건강하게 살아간다.

하지만 스스로 음양의 균형을 맞추는 데는 한계가 있다. 어쩌다 한 번 음양의 조화가 깨진 것이라면 금방 회복할 수 있지만 오랜 기간에 걸쳐 지속적으로 조화가 깨졌다면 얘기가 달라진다. 어느 순간부터 더 이상 음양의 균형을 맞추지 못해 이상 신호가 나타나고, 결국 질병이란 형태로 진행한다.

어쩌다 한 끼 폭식했다고 바로 열독이 생기지 않는다. 음식물을 섭취해 발생한 열은 활동하는 동안 상당 부분 소모되기 때문이다. 미처 소비하지 못하고 열이 조금 남았더라도 크게 문제 될 것은 없다. 근육에 남은 열을 저장해두었다가 필요할 때 꺼내 쓰기 때문이다.

문제는 지속적으로 필요 이상의 열량을 섭취했을 경우다. 소비하지 못한 열이 과도하게 쌓이면 우리 몸이 아무리 애써도 스스로 음양의 조화를 맞추기 어려운 지경에 이른다. 스트레스로 인한 열도 마찬가지다. 어떤 경로를 통해 쌓인 열이든 열이 너무 많아 음양의 균형이 깨지면 더 이상 열은 우리 몸을 이롭게 하는 열이 아니라 건강을 해치는 치명적인 '독'이 된다.

양 陽	음 陰
해	달
남자	여자
동물	식물
동적인 것	정적인 것
뜨거운 것(열)	차가운 것(한)
기 氣	혈 血

표3) 음양의 분류

실열 vs 음허열

음식을 많이 먹으면 많은 열이 만들어져 열독이 쌓이기 쉽다. 하지만 너무 적게 먹어 피와 진액이 부족해도 열이 날 수 있다. 실제로 양陽에 해당하는 열이 많아 나는 열은 '실열實熱', 피와 진액 즉 음陰이 부족해 나는 열은 '음허열陰虛熱'이라 부른다.

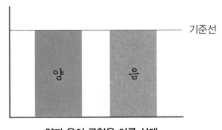

양과 음이 균형을 이룬 상태

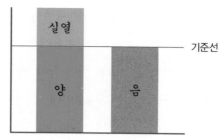

음은 그대로인데 양이 많아진 상태. 이때 나는 열이 '실열'

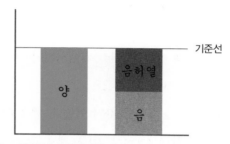

양은 그대로인데 음이 줄어든 상태. 이때 나는 열이 '음허열'

그림2) 실열과 음허열의 차이

오장육부 중 위장을 예로 들어보자. 음양의 관점에서 보면 위 자체는 양, 위액(위산, 소화효소 등)은 음에 해당한다. 음식을 먹으면 위가 늘어나고 음식을 소화시키기 위해 활발하게 움직이면서 열이 난다. 위 자체가 커지고 움직인다는 것은 양이 많아지는 것이므로 이때 나는 열은 '실열'이다.

위에는 항상 일정한 양의 위산과 소화효소가 존재한다. 음식을 먹으면 위산이 더 분비되기는 하지만, 위를 촉촉하게 보호할 수 있을 정도의 위액은 늘 존재한다. 그런데 어떤 이유에서든 위액이 줄어들면, 위장이 약해지면서 조금만 움직여도 힘이 들어 열이 나기 쉽다. 위액은 음에 해당한다. 위 자체(양)는 그대로인데, 음인 위액이 줄면 음양의 균형이 깨진다. 즉 양이 많아지면서 열이 나는데, 이 열이 바로 '음허열'이다.

실열은 원인을 찾기가 비교적 쉽다. 스트레스를 받으면 열이 확 오르는데, 스트레스는 기(氣)의 일종으로 양에 해당한다. 오장육부가 움직이면서 내는 열도 양에 속한다. 열을 발생시키는 감기 바이러스나 나쁜 세균도 실열의 주범이다.

실열과 달리 음허열은 원인을 찾기 어렵다. 특히 양방에서 하는 각종 검사로는 절대 알아낼 수 없다. 열은 계속 나는데 원인을 모르니 적절한 치료를 하기가 어려운 것이 사실이다.

지나치게 많이 먹어 열이 난 경우라면 덜 먹어야 하지만 음허열인 경우에는 잘 먹어야 한다. 피와 진액이 부족해 열이 나는 것이니, 잘 먹어서 부족한 피와 진액을 보충해야 열을 잡을 수 있다. 열의 원인도 모르고 무조건 해열제나 소염제를 써서 열을 내리려고 하면 지극히 위험하다.

임신 4개월부터 출산할 때까지 계속 미열에 시달린 여성이 있었다. 약 38도의 미열이 계속되어 검사란 검사는 다 했지만 원인을 찾지 못했다. 계속되는 열로 몸 상태가 좋지 않아 결국 임신 8개월에 제왕절

개로 출산했다. 다행히 출산 후 열이 잡혀 한시름 놓았는데, 두 달쯤
지나면서 또 열이 나기 시작했다. 병원에서는 다시 온갖 검사를 다했
지만 원인을 찾지 못했고 결국 한의원을 방문했다.

환자를 진단해보니 전형적인 음허열이었다. 태아는 엄마의 혈액
을 통해 영양을 공급받으며 자란다. 엄마는 태아에게 영양분을 계속
뺏기면서 음이 부족해져 열이 났던 것이다. 아이를 낳은 후에 자연스
럽게 열이 잡힌 것인데, 출산 후 육아를 하느라 밥도 못 먹고 잠도 못
자면서 피가 잘 만들어지지 않았고, 또다시 음이 부족한 상태가 된
것이다.

음허열인 경우에는 열을 내려주는 것과 동시에 부족해진 음을 보충
해주어야 한다. 게다가 이 환자는 너무 오랫동안 열에 시달리면서 신
장이 약해져 수독까지 쌓인 상태였다. 음허열을 없애는 한편으로 신
장의 기운을 더해주면서 수독을 빼는 처방으로 오랫동안 환자를 괴롭
히던 음허열을 다스릴 수 있었다.

갱년기 열과 음허열은 사촌지간

갱년기에 접어든 여성들 중 열증熱症을 호소하는 분들이 많다. 멀쩡
하다가도 갑자기 열이 확 오르면서 식은땀이 나는데, 심하면 하루에
도 수십 번씩 이런 증상이 반복된다. 덥지도 않고 열이 날 아무런 이

유도 없는데 갑작스럽게 올랐다 내리는 갱년기 열은 일종의 음허열이다. 갱년기로 인해 필요한 호르몬과 진액이 부족해지면서 나타나는 열이기 때문이다.

음허열은 낮보다는 해 질 무렵부터 밤 시간대에 증상이 심해지는 경우가 많다. 음陰인 진액은 수면을 충분히 취하는 동안 만들어지기 때문이다. 그래서 하루 중 진액이 가장 많은 때가 아침이다. 저녁이 되면 진액이 거의 고갈되면서 열이 나게 되는 것이다.

저녁 이후에 열이 난다면 그래도 음허열이 심하지 않은 경우다. 음허열이 심각한 사람들은 가뜩이나 진액이 부족한데 진액을 소모하는 속도까지 빨라 낮부터 열이 날 수도 있다. 특별한 계기도 없이 낮부터 열이 오르면 불편하기도 할뿐더러 대인관계조차 어려워진다.

50대 중반의 미숙 씨도 갱년기를 혹독하게 치렀다. 갱년기에 접어들면 누구나 조금씩은 힘들어하지만 미숙 씨는 다양한 증상이 한꺼번에 나타나 고생을 많이 한 경우다. 시작은 불면증이었다. 잠이 들려면 한 시간 이상 뒤척여야 했다. 위로 열이 올라오는 상열감上熱感까지 있었지만 그때까지는 그럭저럭 참을 만했다.

하지만 폐경 이후 몇 달쯤 지나자 상열감이 심해졌다. 하루에 열 번 이상 열이 올라 얼굴이 붉어졌고, 몸이 어찌나 뜨거워지는지 등줄기에 땀이 날 정도였다. 그뿐만 아니라 심장의 두근거림도 심해졌다. 박동이 생생하게 느껴질 정도로 심장이 뛰었고, 소화도 잘 안 되었다. 입에서는 신맛이 나고 속이 쓰리고 아픈 데다 가끔씩 눈꺼풀이 떨리는 증상까지 나타났다.

그냥 참고 지내기엔 너무 많은 증상이 복합적으로 나타났고 그 정도가 심했기에 미숙 씨는 한의원을 찾았다. 진단해보니 음이 부족해 나타나는 전형적인 갱년기 증상이었다. 음허열도 열이기 때문에 열을 풀어주어야 하지만 그와 동시에 음을 보충해야 하므로 잘 먹어야 한다. 실열일 때는 덜 먹어야 하지만 음허열은 잘 먹어 진액을 보충해야 하는 것이다.

갱년기 음허열을 꺼주는 치자시탕을 처방하고 속열, 간열, 심장열을 풀면서 진액을 보충하는 한약을 함께 처방했다. 보름쯤 복용하자 일단 심장 두근거림이 많이 좋아졌다. 반면 상열감은 크게 줄어들지 않았는데, 보름 더 복용하자 상열감이 반으로 줄었다. 하루에도 열 차례 이상 열이 오르던 것이 반으로 줄었고, 한 달 더 한약을 복용하고는 증상이 거의 없어졌다.

음허열일 경우, 열이 전체적으로 날 수도 있지만 진액이 부족한 부위에만 날 수도 있다. 예를 들어 하체만 진액이 마르면 하체에서만 열이 나고, 심장의 진액이 마르면 심장에서만 열이 난다. 미숙 씨는 전체적으로 피와 진액이 부족해 심장, 위, 간 모두에서 음허열이 발생했던 것으로 보인다. 그래서 심장이 두근거렸고, 위도 진액이 부족해 소화가 안 되고 쓰렸던 것이다.

갱년기 때 주로 나타나는 음허열은 폐경과 함께 나타나는 일시적인 불균형 현상이므로 시간이 지나면서 자연스럽게 없어지는 경우가 많다. 하지만 증상이 너무 심해 견디기 어렵다면 적극적으로 치료를 할 필요가 있다. 증상이 다양해도 원인은 동일하므로 대개 음허열을 잡으면 갱년기 여성들을 괴롭히는 증상 대부분이 사라진다.

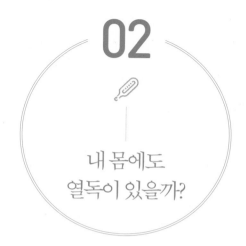

02

내 몸에도
열독이 있을까?

열독 자가 진단 리스트

열독은 하루 이틀에 갑자기 생기지 않는다. 오랜 시간을 두고 천천히 쌓인다. 열독이 조금 쌓였다고 바로 병이 나는 것도 아니다. 꽤 많은 열독이 쌓여야 비로소 병으로 나타난다. 열독이 쌓여 병이 나더라도 치료는 가능하지만, 이왕이면 열독이 조금 쌓였을 때 풀어주는 것이 좋다. 빠를수록 쉽게 풀리고 질병으로 진행하는 것을 막을 수 있기 때문이다.

다행히 열독은 전조 증상이 있다. 사람마다 조금씩 차이는 있지만 대개 다음과 같은 증상이 나타난다. 다음 항목 중 5가지 이상에 해당한다면 열독을 의심해봐야 한다.

① 얼굴이 붉고 눈이 자주 충혈된다.

② 편도가 잘 붓는다.

③ 혀가 붉고 구내염이나 혓바늘이 잘 생긴다.

④ 입 냄새가 심하다.

⑤ 잠을 잘 못 잔다.

⑥ 성질이 급하고 화를 잘 낸다.

⑦ 감정의 기복이 심하다.

⑧ 손톱, 발톱에 윤기가 없다.

⑨ 입이 자주 마른다.

⑩ 쥐가 나거나 근육이 잘 뭉친다.

⑪ 가슴이 답답하고 두근거린다.

⑫ 소변의 양이 적고 색깔이 진하다.

⑬ 허리가 자주 아프다.

⑭ 잔기침을 자주 하고 비염이 잘 생긴다.

⑮ 먹어도 금방 배가 고프다.

⑯ 딱딱한 변, 염소똥 혹은 아주 굵고 단단한 변을 본다.

⑰ 피부 트러블이 잘 생긴다.

⑱ 몸에 염증이 잘 생긴다.

⑲ 기억력이 감퇴되고 머리 회전 속도가 느려진다.

심장에 열독이 있을 때 나타나는 증상

열독은 우리 몸 어디에도 쌓일 수 있다. 열독이 쌓이는 부위에 따라 상이한 증상이 발현되는데, 심장에 열독이 쌓였을 때 나타나는 증상은 다음과 같다.

① 한숨을 자주 쉰다.

② 가슴을 누르면 답답하다.

③ 얼굴이 전체적으로 붉은 편이다.

④ 혀가 붉고, 혓바늘이나 구내염이 잘 생긴다.

⑤ 매운 음식을 못 먹는다.

⑥ 잠을 잘 못 잔다.

한의학에서 심장은 마음을 관장하는 화火의 장기라고 본다. 뜨겁게 타고난 장기여서 조금만 열을 받아도 증상이 나타날 수 있다. 비교적 많은 사람들이 심장열을 갖고 있는데 주로 가슴 위쪽, 특히 얼굴과 입 쪽에 이상 증상이 나타난다. 본래 열은 위로 올라가는 성질이 있으므로 심장의 열이 머리 쪽에 몰리기 때문이다.

심장에 열이 있는지 알아보는 가장 간단한 방법은 가슴을 누르는 것이다. 열이 쌓인 심장은 부피가 커지기 때문에 손바닥으로 가슴을 누르면 공간이 협소해져 답답함을 느낀다. 심장에 열이 아주 많은 사람은 손이 가슴에 닿기도 전에 답답함을 느껴서, 자신도 의식하지 못한 사이에 거부 반응을 보인다. 반대로 심장이 허한 사람의 경우, 가슴을 눌러주면 안도의 한숨을 쉬거나 편안함을 느끼기도 한다.

심장에 열이 있을 때 자주 탈이 나는 부위가 입안이다. 입안에는 원래 습열이 있는데, 심장열이 올라와 더해지면 혓바늘이나 구내염이 잘 생긴다. 입안이 늘 열 받아 있으니 약해진 상태라 봐야 한다. 그래서 뜨거운 음식에 잘 데기도 한다.

심장은 자동차의 엔진처럼 펌프 운동을 하니 당연히 뜨거운 장기다. 소장 역시 용광로처럼 몸에 들어온 음식을 분해하는 뜨거운 장기다. 소장이 뜨거운 사람에겐 뜨거운 성질(매운맛)을 가진 고추와 생마늘 등이 열독으로 작용해, 다음날 소화나 배설에 어려움을 겪게 된다. 반면 매운맛이 나지만 성질이 서늘한 박하 등은 이런 영향을 미치지 않는다.

약 2년 동안 혀의 염증 때문에 죽을 고생을 했다는 환자가 내원했다. 고춧가루가 조금이라도 든 음식을 입에 넣으면 불에 덴 듯이 아파서 삼시 세끼 밥을 김에 싸서 먹었다고 한다. 그러다 보니 체중이 40kg까지 빠졌다. 병원에서는 구내염이라고 진단하고 치료를 했지만 나아지지 않았고 결국 이비인후과를 거쳐 한의원을 찾기에 이른 것이다. 심장열이 원인이니 양방 병원에서 원인을 찾지 못한 것도 무리는 아니다.

간에 열독이 있을 때 나타나는 증상

우리나라 사람들은 대부분 간에 열이 많다. 간은 곧 혈血이고, 생식 기관과도 직접적으로 연결된다. 간에 열독이 있을 때 나타나는 증상은 남녀 간에 차이가 있다.

공통
① 자주 욱한다. 아무것도 아닌 일에도 화를 낸다.
② 편도선, 임파선이 잘 붓는다.
③ 귀 뒤나 귀 아래 턱 뒤쪽에 콩알 같은 덩어리가 잡히거나 볼록하게 올라온다.
④ 쥐가 잘 난다.
⑤ 사타구니에 가래톳이 잘 생긴다.
⑥ 손톱, 발톱에 윤기가 없다.
⑦ 눈이 자주 충혈된다.

남성
① 사타구니에 습진이 잘 생긴다.

② 발기가 잘 안 된다.

③ 성욕이 감퇴된다.

여성

① 생리 주기가 불규칙하다.

② 생리혈이 검고 덩어리가 많다.

③ 생리통이 심하다.

④ 질염이 잘 생긴다.

⑤ 유방에 혹이 잘 생긴다.

간은 오장육부 중 피가 가장 많은 장기다. 피를 모아두는 저장고 역할을 하기 때문이다. 피는 물보다 진하고, 진한 피는 뜨겁다. 뜨거운 피가 간에 몰려 있으니 간은 그 자체로 열이 많을 수밖에 없다. 그런데다 음식이든 약이든 입으로 들어온 모든 것을 해독하는 곳이 간이다. 피를 필요한 곳에 보내고, 몸에 해로운 성분들을 해독하느라 열심히 일하는 간은 더 뜨거워지기 쉽다. 이게 끝이 아니다. 스트레스 상황에서, 심장은 물론이고 간도 열을 받는다. 이래저래 간은 열이 몰리기 쉬운 장기인 셈이다.

간열로 피가 뜨거워지면 간에만 병이 생기는 것이 아니라, 피와 관련된 모든 곳에 문제가 생긴다고 봐야 한다. 심장의 동맥 질환도 간열 때문인 경우가 많다. 심장으로 가는 피가 깨끗하지 않아 심장 혈관에 찌꺼기가 쌓이니 막히는 것이다. 피가 온몸으로 쭉쭉 뻗어나가지 못하고 간의 기운이 정체되면, 간과 관련된 진액들의 흐름도 좋지 않아 작은 혹들이 잘 생긴다.

근육도 간의 영향을 많이 받는데 근육에도 피가 상당히 많기 때문이다. 어깨가 잘 뭉치고 뒷골이 당기거나 측두통이 있고 다리에 쥐가 자주 난다면, 근육에 끼어 있는 피가 뜨거워져 혈액 흐름이 원활하지 않아서일 가능성이 크다.

여성의 자궁에 쌓이는 피도 결국 간에서 오는 것이다. 간에서 청소가 덜 된, 즉 안 좋은 피가 자궁에 머물면 생리혈이 검거나 덩어리지는 것은 너무나 당연한 결과다. '여자는 아랫배가 따뜻해야 한다'는 말은 어쩌면 시대착오적일 수 있다. 과거 못 먹던 시절에는 피가 부족해 자궁이 차가우면 후손을 볼 수 없었기에 이런 말이 생겼다. 하지만 요즘엔 자궁이 뜨거워서 불임이 되는 경우가 오히려 더 많다.

남성의 경우, 간이 뜨거워 피가 끈끈해지면 미세혈관으로 피가 제대로 흐를 수 없다. 발기가 잘 되지 않거나 되더라도 강직도가 떨어진다는 의미다. 가끔 정력에 좋다며 자라 피나 녹혈鹿血을 들이키는 분들이 있다. 이미 간열로 피가 뜨거운데, 열이 많은 자라 피나 녹혈을 마시는 것은 피를 더 뜨겁게 만드는 아주 어리석은 행동이 아닐 수 없다.

물론 가족에게 간 이식을 해주었거나 여러 이유로 피가 부족한 경우에는 자라 피나 녹혈이 명약이 될 수 있다. 하지만 앞서 설명한 여성의 사례처럼, 남성도 간이 뜨거운 경우가 압도적으로 많으니 조심해야 한다.

입맛이 없거나 소화가 잘 안 되는 것도 간열 때문일 수 있다. 간에서 담즙이 생성되는데, 간이 뜨거우면 아무래도 소화를 돕는 담즙이 원활히 분비되기 어렵기 때문이다. 심하면 담석이 생기기도 한다. 또한 간열이 많으면 면역물질이 지나치게 활성화되어 아토피, 류머티즘 관절염 등과 같은 자가면역질환에 걸릴 위험성이 높아진다.

피곤함이 지속되면 흔히 간 때문이라고 생각한다. 실제로 간열이 있으면 피로감을 쉽게 느낀다. 하지만 위열, 심장열, 신장열 등이 있어도 피로를 느낄 수 있으므로 모든 피로가 간 때문이라고 속단해서는 안 된다.

위에 열독이 있을 때 나타나는 증상

우리나라 사람들은 간열과 위열을 함께 갖고 있는 경우가 많다. 위열이 있을 때 나타나는 증상은 주로 소화 기능과 관련된 것들이다.

① 과식한다.
② 먹어도 금방 배가 고파진다.
③ 많이 먹는 것에 비해 살이 안 찐다.

④ 변비가 있다.

생명을 유지하려면 우리가 먹는 음식을 열에너지로 바꾸는 일은 필수적이다. 위열은 반드시 필요하다는 이야기다. 하지만 과한 것은 어떤 것도 안 좋은 결과를 가져온다. 위열이 발생하는 경우는 다양하다. 위장 자체에 열이 많을 때도, 음식을 소화하려고 위가 움직일 때도 열이 난다. 특히 고열량 음식은 위 자체를 뜨겁게 만든다. 따라서 음식을 많이 먹는 사람들은 대체적으로 위열을 갖고 있다.

위열이 많으면 음식을 금방 녹이기 때문에 과식하게 되고 먹어도 돌아서면 허기가 진다. 음식뿐만 아니라 과한 술도 위열을 가중한다. 위열이 많으니 더 많이 먹게 되고 다시 위열이 가중되는 악순환을 반복하면서 열독이 차근차근 쌓이는 것이다.

위열은 일차적으로 위장을 망가뜨리지만 곧바로 신장을 공격한다. 입으로 들어간 모든 것은 간으로 가니, 당연히 간에도 영향을 미친다.

위는 소장, 대장과 연결되어 있다. 소장은 음식물을 분해하는 곳이므로 기본적으로 열이 필요한 뜨거운 장기다. 반면 대장은 수분을 흡수하는 수렴의 장기다. 뜨거운 위장과 소장을 거친 음식물 찌꺼기가 대장마저 뜨겁게 하면, 대장에 수분이 부족해져서 변이 딱딱하게 되므로 변비가 되기 쉽다.

신장과 방광에 열독이 있을 때 나타나는 증상

신장과 방광은 열에 가장 취약한 장기다. 몸에 열이 많을 때 일차적으로 공격받는 장기가 신장인데, 신장이나 방광에 열독이 있을 때 나타나는 증상은 다음과 같다.

① 소변 색이 진하고 냄새가 심하다.

② 자다가 깨서 소변을 본다.

③ 소변을 자주 보는데 양은 적다.

④ 잔뇨감이 있고, 심하면 요도가 따갑고 화끈거린다.

⑤ 소변보는 데 시간이 많이 걸리고, 소변 줄기가 약하다.

⑥ 성 기능이 감퇴된다.

⑦ 허리나 무릎이 아프다.

⑧ 다리에 힘이 없다.

⑨ 귀에서 소리가 난다.

⑩ 몸이 자주 붓는다.

⑪ 앉았다 일어나면 어지럽다.

⑫ 어지러워서 균형을 잡기 힘들다.

⑬ 아침에 일어나서 걸으면 발바닥이 아프다.

⑭ 치아가 약해진다.

⑮ 뼈가 약해지고 골다공증이 생긴다.

⑯ 모발이 약해지고, 탈모가 심해진다.

⑰ 아이들의 경우, 발달장애가 올 수 있다.

⑱ 기억력이 감퇴되고, 머리 회전이 느려진다.

⑲ 치매나 파킨슨병 등 뇌 관련 질환이 발생할 확률이 높다.

⑳ 신장 결석이 잘 생긴다.

신장은 우리 몸의 체액을 총괄하는 장기로, 열에 가장 취약하면서도 상당 부분 망가진 후에야 증상이 나타난다는 특징이 있다. 간을 침묵의 장기라고 부르는데, 이는 간보다 신장에 더 어울리는 별명이다.

수분대사를 관장하는 신장이 뜨거우면 체액이 몸안에서 증발하는 상황이 벌어진다. 따라서 제일 먼저 소변에 문제가 생긴다. 소변을 담아두는 신장과 방광이 열에 의해 쪼그라들면 소변이 조금만 차도 화장실로 달려가게 된다. 하지만 정작 화장실에 가면 시원하게 소변을 보지 못한다. 소변 색이 진하고 냄새가 나는 것도 신장에 열독이 쌓였을 때 나타나는 대표적인 증상 중 하나다. 이 증상이 심해지면 신장 결석이 생기기도 한다.

수분을 제대로 처리하지 못하니 결과적으로 몸이 붓고 수독이 함께 쌓인다. 일단 부종이 생겼다면 양방 검사상 나타나지 않는다 하더라도, 이미 신장에 적신호가 켜진 것이다. 뿐만 아니라 신장은 뇌척수액, 관절액, 척추디스크, 각종 호르몬 등 우리 몸의 모든 체액, 뼈와 관련되어 있기 때문에, 신장에 열독이 생겼다면 체액과 뼈에도 열이 찼다고 판단해야 한다.

치매와 파킨슨병 등 뇌 질환이 점점 증가하는 것도 신장열 때문일 수 있다. 신장은 지구력, 기초 체력, 생식 능력 등과 밀접한 관련이 있으며 하체를 관장한다. 신장을 선천지본先天之本이라 하는데 신장의 능력은 태어날 때 거의 정해진다는 의미다. 최근 발달장애 등 뇌 관련 질환을 갖고 태어나는 아이들이 많다. 가임기 여성들은 몸에 열독이 쌓이지 않도록 각별히 주의를 기울여야 한다. 또한 신장은 허리, 귀와도 직접적으로 연관되기 때문에 신장 기능이 약해지면 허리가 아프거나 귀에서 소리가 날 수 있다.

폐에 열독이 있을 때 나타나는 증상

폐에 열독이 쌓이면 주로 호흡기 관련 증상이 나타난다. 대표적인 증상은 다음과 같다.

① 잔기침을 많이 한다.
② 비염이 잘 생긴다.
③ 조금만 움직여도 숨이 가쁘다.
④ 피부가 건조해지고 트러블이 생긴다.
⑤ 폐, 기관지에 노란 가래가 생긴다.

폐는 서늘한 장기로, 뜨거운 심장의 열기를 식히는 역할을 한다. 코로 시원한 공기를 들이마시면 그 공기가 폐로 들어가 심장을 비롯한 우리 몸 구석구석을 식혀준다. 더운 여름날 뜨거운 공기를 마시면 숨이 턱턱 막히는 느낌이 든다. 공기가 너무 뜨거운 나머지, 폐에 들어가 몸을 식히기는커녕 열을 가중하기 때문이다.

폐가 본연의 공기청정기 역할을 제대로 하려면 좋은 공기를 마시는 것이 중요하다. 너무 뜨겁거나 매연이 가득한 탁한 공기는 역효과를 낸다. 심호흡을 통해 깨끗한 공기를 깊이 들이마시는 것만으로도 열을 내릴 수 있다.

또한 폐는 피부를 관장한다. 폐를 포함해 오장육부에 열독이 있으면 피부에 열꽃이 핀다. 다른 장기에는 열이 없고 폐에만 열이 있다면, 열꽃의 형태보다는 피부가 건조해지는 증상을 보인다. 하지만 폐열만 있는 경우는 거의 없고 간열, 심장열, 위열 등 다른 장기의 열과 속열이 함께 있는 경우가 대부분이다. 피부가 아닌 코가 건조해지기도 하는데, 보상報償의 성격으로 다량의 체액이 분비되어 코가 막히는 증상이 많이 나타난다.

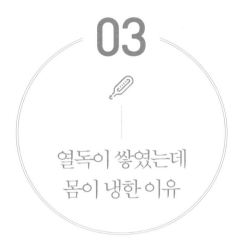

03

열독이 쌓였는데 몸이 냉한 이유

열독은 종종 추위로 나타난다

보통 몸이 차면 수독이 있고, 뜨거우면 열독이 있다고 생각한다. 하지만 겉으로 나타나는 증상만으로 원인을 단정해서는 안 된다. 수독이 원인인데도 열이 나거나, 반대로 열독이 원인인데도 몸이 찬 경우가 종종 있기 때문이다.

열은 기본적으로 음식을 섭취했을 때 발생하지만, 외부에서 나쁜 세균이나 바이러스가 침투했거나 어떤 이유에서든 염증 물질이 활성화되어 염증이 생겼을 때도 열이 난다. 어떤 종류의 열이든 열이 발생했을 때 잘 풀어주지 않으면 열독이 되어 우리 몸의 균형을 깨뜨리고 각종 질병을 일으킨다.

열독이 쌓이면 열이 나는 게 당연하다는 생각을 한다. 그런데 왜 열독이 쌓였는데 한기를 느끼는 일이 생길까? 한의학에서는 신체 균형을 깨는 원인이 열독인데 추위를 느끼는 현상을 '진열가한眞熱假寒'이라고 한다. 한기라는 증상은 가짜이고, 진짜는 열이라는 의미다. 반대의 경우도 있다. 원인은 수독인데 열이 나는 경우, 이를 '진한가열眞寒假熱'이라 한다.

열독이 있는데도 한기를 느끼는 이유는 크게 두 가지다. 첫째, 우리 몸은 조절 기능이 있어 몸이 뜨거우면 열을 식히기 위해 물이 몰려온다. 그 물이 배출되지 못하고 피부에 걸려 있으면 추위를 느끼는 것이다.

둘째, 열독은 순환을 방해한다. 몸에서 필요한 열과 물은 몸 구석구석을 순환해야 하는데, 열이 과하면 순환하지 못하고 그 자리에 정체된다. 즉 뭉쳐서 열독이 되는 것이다. 열독으로 인해 순환장애가 더 심각해지면, 속에는 열이 꽉 차 있음에도 피부 표면은 차가워 한기를 느끼는 상황이 벌어진다.

한방 치료의 기본은 차가우면 따뜻하게, 뜨거우면 시원하게 해주는 것이다. 만약 추위를 타지만 열독이 원인이라면 열을 풀어주는 것이 먼저다. 열이 나서 힘들어해도 수독이 원인이라면 몸을 따뜻하게 해주어야 한다.

감기를 예로 들어보자. 감기는 주로 한성寒性을 띤 바이러스에 의해 발생한다. 이러한 바이러스가 침투하면 우리 몸의 면역체계는 치열한 전투를 벌인다. 이 과정에서 열이 나면서 오한이 생기는데, 고열이 난다고 몸을 차게 하면 감기가 더 심해진다.

감기 바이러스는 수독과 성질이 비슷해, 열이 나더라도 열을 더해주어야 한다. 열로써 피부에 걸려 있는 한성 바이러스를 몰아내야 감기가 낫는다. 감기에 걸리면 독한 소주에 고춧가루를 타 마시고 이불을 뒤집어쓰고 땀을 낸다는 속설이 있는데, 한의학적 관점에서 보면 나름 근거가 있다.

이처럼 증상은 종종 거짓말을 하기 때문에 증상에 속아서는 안 된다. 수독도 열이 나게 할 수 있고, 열독도 한기를 동반할 수 있으니 정확한 원인을 파악하는 것이 중요하다.

몸이 차도 얼음물이 당기면 열독

앞에서 한기를 느끼는 증상만으로는 수독인지 열독인지 구분할 수 없다고 했다. 그렇다면 무엇을 기준으로 판단해야 할까? 생각보다 어렵지 않다. 한기를 느낄 때 어떤 행동을 하는지 지켜보면 알 수 있다.

우리 몸은 언제나 스스로 균형을 맞추려고 애쓴다. 몸에 열이 나서 뜨거우면 시원한 물과 찬 공기를 마시려고 하고, 추워서 한기를 느끼면 따뜻한 물을 마시거나 옷을 더 입어 몸을 따뜻하게 하려고 한다.

열독으로 한기를 느끼는 경우에는 그렇게 추워하면서도 옷을 입거나 이불을 덮으려 하지 않는다. 오히려 답답하다고 옷을 벗거나 이불을 걷어찬다. 사우나처럼 더운 공간도 싫어한다. 수독으로 몸이 찬 사람들은 장시간 사우나에 머물 수 있지만, 열독이 쌓인 사람들은 문을 열고 들어가는 것조차 꺼린다. 또 춥다 하면서도 차가운 음료를 들이킨다.

증상은 거짓말을 해도 증상에 대한 몸의 반응은 거짓말을 하지 않는다. 하지만 수독과 열독이 함께 있는 경우에는 증상과 반응으로도 구분하기 어렵다. 이때는 한약을 써보면 정확한 원인을 알 수 있다. 한약은 꾸준히 먹어야 효과를 확인할 수 있다고 생각하는 분들이 많은데 그렇지 않다. 내 몸 상태에 맞는 한약은 먹으면 바로 효과가 나타난다. 열독이 원인인 경우, 환자가 아무리 추워해도 열을 꺼주는 찬 성질의 약을 처방해야 증상이 호전된다.

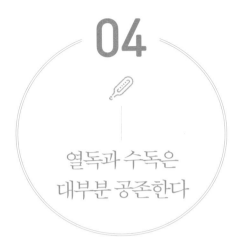

04

열독과 수독은
대부분 공존한다

열독이 수독을 부른다

온몸이 안 아픈 곳이 없다며 내원한 환자가 있었다. 한눈에도 피부
가 희고 몸이 퉁퉁한 것이 전형적으로 수독이 많은 유형처럼 보였다.
그는 자신이 원래부터 퉁퉁하지 않았으며, 20여 년 전 어느 해인가 갑
자기 체중이 15kg 불은 후부터 온몸이 아프기 시작했다고 말했다. 처
음에는 신장에 문제가 있어서 붓는 것이라 생각해 병원에서 검사를
받았는데, 신장은 이상이 없었다고 한다.

결국 왜 붓는지 원인을 알 수 없어 한의원을 찾은 것인데, 진단해보

니 신장열이 원인인 것으로 추정되었다. 열로 인해 신장 기능이 떨어지면서 수분대사가 제대로 이루어지지 않아 수독이 쌓이고 몸이 부은 것이다.

보통 수독이 많으면 몸이 차다. 몸이 차면 열독이 있을 것이라 생각하기 어렵지만, 이 환자는 수독이 쌓인 근본 원인이 열이기 때문에 신장열을 없애는 것이 우선이다. 그러면서 약해진 신장의 기운을 북돋는 처방을 병행해야 열독과 수독을 모두 없앨 수 있다.

신장에 쌓인 열독 때문에 수독이 생겼다고 하면 의아해하는 분들이 많다. 신장의 특징과 기능을 알면 왜 그런지 이해가 될 것이다. 신장은 수분대사를 관장하는 장기다. 우리가 필요 이상으로 많은 물을 섭취하면 소변으로 배출하고, 물이 부족하면 여과기 역할을 하는 사구체를 통해 노폐물을 걸러낸 깨끗한 물을 다시 물이 필요한 곳으로 보내는 역할을 한다.

신장이 망가지는 원인은 다양하지만 최근 가장 중요한 원인은 '열'이다. 신장은 여러 장기 중에서도 열에 가장 취약한 장기다. 다른 장기도 마찬가지지만 신장은 수분을 관장하는 장기인 만큼 촉촉하면서도 시원해야 온전히 제 기능을 할 수 있다. 그런 신장이 열에 노출되면 고기를 구울 때 육즙이 빠지듯이 쪼그라들고 건조해진다. 촉촉해야 할 신장이 바짝 마르면 당연히 수분대사를 제대로 하지 못하고, 그 결과 수독이 쌓일 수밖에 없다.

이처럼 열독은 필연적으로 수독을 부른다. 신장이 열에 노출되어도 초기에는 쉽게 열을 잡을 수 있다. 하지만 불행히도 신장은 침묵의 장기라 불리는 간보다 더 무던한 장기다. 아주 오랜 기간 열에 지속적으로 노출돼 많이 망가지기 전에는 신호를 보내지 않는다. 신장 기능이 약해져 수독이 쌓이기 시작해도 이렇다 할 증상을 느끼지 못하는 경우가 대부분이다.

실제로 신장이 많이 망가져 수독이 꽤 쌓였을 때도 양방 병원에서 검사를 하면 수치가 정상으로 나오는 경우가 허다하다. 양방 검사에서 신장에 이상이 있다고 확인될 정도면 이미 수독이 너무 많이 쌓여 치료가 쉽지 않다. 망가진 신장을 회복시키고 수독을 없애는 데는 꽤 많은 시간이 필요하다.

순수 열독형은 10% 미만에 불과하다

열독이 쌓이면 신장이 가장 먼저 타격을 받기 때문에 필연적으로 수독이 쌓인다고 했다. 그래서 열독이 많은 사람은 대부분 수독도 함께 갖고 있다. 순수하게 열독만 갖고 있는 경우도 가끔 있는데, 거의 20세 이전의 청소년에 국한된다. 20세 이상 성인은 열독과 수독을 함께 갖고 있다고 봐도 무리가 없다.

20세 이전의 청소년층에 순수 열독형이 많은 것은 성장하는 동안 계속 열을 에너지로 사용하기 때문이다. 특히 사춘기 때까지는 아무리 많은 음식을 섭취해 열이 많이 발생한다 해도, 성장하는 데 워낙 많은 열이 필요하기 때문에 남은 열이 신장을 공격해 망가뜨리는 일은 드물다.

같은 청소년이라도 여학생이 남학생에 비해 수독이 빨리 생기기 시작한다. 남학생은 고등학교를 졸업할 때까지는 성장을 계속하는 경우가 많지만, 여학생은 상대적으로 성장이 빨리 끝나기 때문이다. 일반적으로 여학생들은 생리를 시작하면서 성장 속도가 눈에 띄게 둔화된다. 그만큼 성장에 필요한 열(에너지)도 감소하면서 불필요한 열이 몸속에 남게 되고, 그 열이 신장을 공격해 수분대사에 문제를 일으키고 그 결과 수독이 쌓인다.

열독과 수독이 공존할 경우 어떤 독부터 뺄 것인가는 개개인마다 다르다. 수독부터 빼야 할 경우도 있고, 열독부터 빼야 할 경우도 있다. 열독과 수독을 동시에 빼야 효과적인 사람도 있다. 판단은 한의사의 몫이다. 환자의 상태를 정확하게 진단해 어떻게 치료를 진행할지 정확히 판단해야 한다.

Doctor's Tip

열을 끄고 열독을 푸는 데 많이 쓰는 한약재

사실 한의학에서는 약재와 음식의 경계가 모호하다. 차로 마시거나 음식으로 먹는 식품 중에서도 한약재 못지않은 효능을 갖고 있는 것들이 많다. 하지만 열독이 많이 쌓여 있을 때는 좀 더 강력하게 열을 끄고 열독을 풀 수 있는 한약재가 필요하다. 열독을 푸는 한약재는 많지만 그중 가장 많이 사용하고 효능이 뛰어난 한약재는 다음과 같다.

석고 石膏, 백호 白虎

열을 꺼주는 가장 강력한 한약재로, 성질이 차고 맛은 맵고 달다. 폐와 위장은 물론 전신에 골고루 작용한다. 백호는 눈같이 하얀 석고를 의미한다. 석고에 거부감을 느끼는 분들이 많은데 건물을 지을 때 사용하는 석고를 떠올리기 때문이다. 하지만 석고는 아주 오래 전부터 한의학에서 사용해온 검증된 약재다. 게다가 석고에서 물질을 뽑아 우려내는 것이 아니라 시원한 성질의 기운만 우려서 사용하는 것이니 걱정하지 않아도 된다.

몸 전체에 열이 많은 경우, 열을 내리기 위해 땀을 흘리는데 이때 땀을 과하게 흘리면 몸이 건조해지고 몸에 필요한 진액까지 부족해지기 쉽다. 이때는 석고(백호)에 진액을 보태주는 인삼을 함께 처방하는데, 이 처방을 '백호가인삼탕'이라 한다.

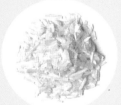

시호 柴胡

성질이 서늘하고 맛은 약간 쓰다. 향이 강하여 폐, 간, 담, 자궁에 울체된 습기와 열을 발산시킨다. 간에 열이 많아 피가 뜨거운 경우 염증 반응이나 과도한 면역 반응으로 여드름, 염증성 피부병, 편도선염, 임파 부종 등의 질병이 생기기 쉽다. 담에 열이 많으면 담즙이 끈끈해져 담석이 생기거나 소화 기능이 떨어진다. 폐에 열 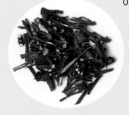 이 많으면 가래가 노래지면서 기침을 하게 된다. 자궁에 열이 많으면 생리불순, 생리통이 생기기 쉽다. 이런 각종 질환에 시호와 관련 약재를 적절히 잘 섞어 처방하면 효과적으로 열독을 풀어 병을 낫게 할 수 있다.

지모 知母

성질은 차고 맛은 쓰고 달다. 주로 폐와 위, 신장에 서 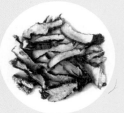 늘함과 촉촉한 기운으로 작용한다. 열에 의해 위장이 말라 갈증이 날 때, 폐가 건조해 열이 나면서 마른기침을 할 때, 관절이 말라 통증을 일으킬 때, 뇌 영양 부족으로 기억력이 떨어질 때 효과가 있다. 열로 인해 생긴 골다공증에도 좋다.

황금 黃芩

성질은 차고 맛은 쓰다. 주로 폐와 대장에 작용한다. 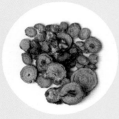 황금은 열을 끄면서 건조시키는 작용을 하는데 주로 심열을 끄는 황련, 간열을 끄는 시호, 대장열을 끄는 대황 등의 약효를 배가시키는 보조 약재로 쓰인다.

황련 黃連

성질은 차고 맛은 쓰다. 주로 심장과 위에 작용하여 습열로 위장이 더부룩하고 소화가 안 될 때, 심장열이 과도해 얼굴이 붉어지고 가슴이 답답할 때, 불면과 코피, 혓바늘 등에 시달릴 때 효과가 좋다.

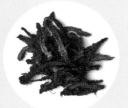

대황 大黃

성질은 차고 맛은 쓰다. 주로 위장, 소장, 대장, 방광, 자궁에 작용한다. 배에 정체된 찌꺼기나 덩어리를 아래로 내려서 소변이나 대변으로 배출시킨다. 여성의 경우, 질 분비물이나 하혈로 찌꺼기를 버리도록 해준다.

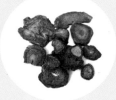

CHAPTER

03

열독만 풀어도
병이 낫는다

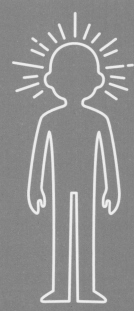

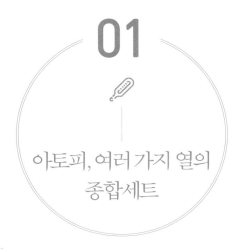

01

아토피, 여러 가지 열의 종합세트

아토피, 원인은 '열독'이다

아토피로 고생하는 사람들이 참으로 많다. 가려워서 밤새도록 긁느라 잠을 설치거나 너무 긁어 진물이 흘러내리는 경우가 비일비재하다. 상태가 조금 호전되었다가 다시 악화되기를 반복하면서 코끼리 피부처럼 두꺼워지고 겹겹이 딱지가 앉기도 한다. 아토피가 오래 지속되면 마음까지 상처를 입고 삶의 질이 떨어질 수밖에 없다.

아토피는 면역체계의 이상으로 생기는 자가면역질환이다. 그래서 예전에는 면역 기능이 약한 아이에게서 아토피가 많이 나타났다. 보통 2개월에서 3~4세 사이에 아토피 증상이 극에 달하다가 12~13세 쯤 좋아지곤 했는데, 언제부터인가 '아토피=소아 질환'이라는 공식이 깨졌다. 다 나은 듯했던 아토피가 뒤늦게 재발하는 경우가 빈번해진 것이다. 17~18세에 가장 많이 재발하고, 20대에 재발하거나 없던 아토피가 생기는 경우도 점점 증가하는 추세다.

왜 소아 질환이던 아토피가 성인에게도 흔치않게 된 것일까? 아토피atopy의 어원은 고대 그리스어인 '아토포스atopos'이고 '이상한', '알수 없는'이란 의미다. 한마디로 왜 발생하는지 알 수가 없는 이상한 질병이라는 뜻이다.

자가면역질환이란 우리 몸의 면역체계가 정상적인 세포나 물질을 공격하는 것인데, 왜 그런 일이 벌어지는지 아직까지도 정확하게 알려져 있지 않다. 하지만 한의학에서 보는 아토피의 원인은 분명하다. 바로 '열'이다. 과도한 열이 면역체계를 지나치게 항진시켜 비정상적으로 작동하게 만든 것이다. 결국 아토피 피부염과 염증성 피부병은 우리 몸속의 모든 장기와 세포들이 살아남기 위해 몸속에 켜켜이 쌓여 있는 열독을 피부로 내뿜으면서 생기는 증상이다.

아토피의 원인이 '열'이라는 것을 알면 왜 성인 아토피가 점점 많아지는지 자연스럽게 설명할 수 있다. 개인차는 있지만 17~20세는 대체적으로 성장이 끝나는 시기다. 성장이 끝나면 아무래도 열(에너지)을 덜 소모하게 된다. 하루에 필요한 에너지가 줄어든다는 얘기다. 그러면 덜 먹어야 불필요한 열이 몸속에 남지 않는데, 대부분의 사람들은 더 많이 먹는다. 필요한 에너지는 감소했는데 음식은 더 많이 섭취하니 몸속에 열독이 쌓일 수밖에 없다.

음식을 많이 먹어 생기는 열도 문제지만 스트레스로 인한 열도 만만치 않다. 만 17~18세는 고등학교 2~3학년에 해당하므로 본격적으로 학업 스트레스를 받게 된다. 꼭 아토피가 아니더라도 대학 입시를 앞두고 여드름이 심해져 고민하는 학생들이 많은데, 극심한 스트레스로 인한 열이 원인인 경우가 대부분이다. 속에 있는 열이 피부로 발산되어 아토피, 여드름 같은 피부 트러블이 생기는 것이다.

대학에 들어가면 잠시 안도감에 증상이 호전되기도 하지만 그리 오래가지 않는다. 대학 3학년만 되어도 취업 스트레스에 시달리기 때문이다. 입시 스트레스는 저리 가라 할 정도로 강도가 높다. 가뜩이나 스트레스로 열이 많이 생기는데, 스트레스를 먹는 것으로 푼다면 열이 가중돼 아토피가 생기거나 더 심해진다.

아토피는 증상만으로도 충분히 고통스럽지만 일상생활이나 사회생활을 정상적으로 하기 어려워진다는 더 큰 문제가 있다. 피부가 가려워 긁다 보면 금방 붉어지고, 딱지가 앉거나 진물이 흐른다. 대인기피증이 생겨 학업을 중단하거나 사회활동을 포기하는 경우도 적지 않다.

다행히 아토피는 불치병이 아니다. 지독한 열독에 의해 생기는 병이니만큼 시간이 걸리기는 하지만 열독을 풀어주고 더 이상 열이 쌓이지 않도록 주의하면 충분히 호전될 수 있다.

양방 치료는 증상을 악화시킬 뿐이다

아토피가 생기면 한방으로 원인 치료를 하려는 분들이 예전보다는 많아졌지만, 여전히 양방 병원을 찾는 사람들이 대부분이다. 강승재 (24세) 씨도 그중 하나였다. 극심한 스트레스로 20세 이후에 아토피가 발생했다. 완벽주의 성향에 스트레스를 잘 받는 성격이었는데, 대학 입시를 준비하면서 스트레스는 더 심해졌다. 노력한 만큼 성적이 나오지 않아 원하는 대학에 가기 어려웠기 때문이다. 그래도 고등학교 시절엔 아토피 증상이 나타나지 않았다.

아토피가 생긴 것은 제대할 무렵이었다. 군대 생활에 적응이 어려웠던 데다 보직이 번역병이다 보니 3교대로 근무하면서 불규칙한 생활을 할 수밖에 없었다. 이미 고등학교 때부터 스트레스로 인한 열이 많이 쌓여 있는 상태에서 생활 리듬이 완전히 깨지게 되자 열독이 폭발하며 아토피가 생긴 것이다.

군 복무를 할 동안에는 아토피를 치료하기 어려웠다. 증상이 아주 심하지는 않아서 그런대로 견디다 제대 후 병원을 다니며 본격적으로 치료를 받았다. 병원에서는 바르는 약과 먹는 약을 처방해주었다. 육류와 인스턴트식품을 먹지 말라는 당부도 했다.

승재 씨는 아토피 증상이 종아리에 집중적으로 나타났는데, 병원에서 일러준 대로 열심히 약을 바르고 아토피에 나쁘다는 음식을 일절 먹지 않자 한 달쯤 지나 증상이 호전되는 듯 보였다. 그런데 내성이라도 생긴 것인지 병원 치료를 열심히 받았지만 더 이상은 좋아지지 않았다. 오히려 피부에 조금만 자극이 가도 예전보다 더 많이 붉어지고 가려움증이 심해져 견딜 수 없었다.

그때부터 아토피 치료로 유명하다는 병원은 다 찾아다녔다. 몇 군데 다니다 보니 처방 내용이 모두 비슷하다는 것을 알게 되었다. 약 이름은 달라도 기본적인 성분은 똑같았고 이렇다 할 효과도 없었다. 그렇게 1년이 지났다. 종아리를 긁느라 밤잠을 설치는 지경에 이르자 양방 치료로는 나을 수 없다고 판단하고 한의원을 찾은 것이다.

병원에서 사용하는 아토피 치료약은 크게 두 가지다. 하나는 스테로이드제이고, 다른 하나는 항히스타민제다. 한의학적 관점에서 보면 둘 다 성질이 서늘해 열을 다스리는 데 도움이 되지만 오래 사용하면 오히려 아토피를 악화시킬 수 있다.

스테로이드제란 합성 부신피질호르몬제를 말한다. 부신피질호르몬은 신장 주변에 있는 부신의 피질에서 나오는 호르몬이다. 신장이나 신장 주변에 있는 부신은 성질이 서늘하다. 거기서 나오는 호르몬도 서늘하고, 합성 부신피질호르몬제인 스테로이드도 시원한 편이다. 따라서 열 때문에 생긴 아토피를 가라앉히는 데 어느 정도 도움이 되는 것이 사실이다.

문제는 스테로이드가 열을 근본적으로 없애지 못한다는 데 있다. 스테로이드는 피부로 올라오는 열을 눌러 밖으로 나오지 못하게 하는 역할을 한다. 서늘한 기운으로 열을 막아 잠시 증상을 호전시킬 수는 있지만 근본적으로 열을 없앤 것은 아니어서 다시 증상이 나타난다. 억지로 열을 눌러놓았던 것이어서 누르는 힘이 약해지면 더 폭발적으로 열이 발산된다. 증상이 가라앉았다가 재발할 때 더 악화되는 이유가 여기에 있다.

게다가 스테로이드제는 사용할수록 내성이 생긴다. 오래 사용할수록 더 많은 양을 사용해야 하고, 그에 따른 부작용도 심각하다. 스테로이드제를 오래 사용한 사람들의 피부는 종잇장처럼 얇고 투명해 혈관이 다 비쳐 보일 정도다. 여기서 더 진행되면 피부가 벗겨지고 가려움증과 통증이 더 심해진다.

항히스타민제도 별반 다르지 않다. 히스타민은 알레르기 반응이나 염증에 관여하는 화학물질이고, 항히스타민제는 히스타민을 나오지 않게 막아주는 약이다. 히스타민은 성질이 뜨거운 편인데, 항히스타민제는 이런 히스타민을 막는 약이다 보니 성질이 시원하다. 하지만 스테로이드제와 마찬가지로 열을 근본적으로 꺼주는 것이 아니어서 시간이 지나면 억제되었던 열이 용수철처럼 발산하면서 증상이 악화된다.

무엇보다 스테로이드제와 항히스타민제는 이미 약해진 면역체계를 더 망가뜨린다. 아토피는 면역체계가 비정상적으로 작동하는 자가면역질환이긴 하지만, 그렇다고 면역체계가 망가져서 아예 기능을 못하는 정도는 아니다. 면역체계가 정상으로 회복돼 제 기능을 할 때에야 비로소 자가면역질환이 치료되는 것이다.

사람마다 아토피의 원인 열이 다르다

"한의원도 많이 다녀봤어요. 한의원에서도 못 고치던데요?"

양방 치료가 아토피를 악화시킬 뿐이라고 하면 대뜸 이렇게 반박하는 분들이 있다. 양방으로 아토피를 치료하는 데 한계가 있다는 것은 이미 양방 병원에서도 어느 정도 인정한 상태다. 그러다 보니 아토피의 근본 치료를 표방하는 한의원들이 증가하고 있는 추세다.

한의사들은 모두 아토피의 원인이 '열'이라는 것에 공감한다. 그럼에도 불구하고 아토피를 효과적으로 치료하지 못하는 한의원이 많은 것도 사실이다. 환자들이 '양방이나 한방이나 아토피를 못 고치기는 매한가지'라고 생각하는 것도 무리는 아니다.

원인이 열인 줄 아는 한의사들이 아토피를 못 고치는 것은 아토피를 발생시키는 열이 다양하기 때문이다. 열은 몸 전체에 퍼져 있는 속열과 오장육부 각각의 열로 구분할 수 있다. 아토피는 어느 한 가지 열에 의해 생기지 않는다. 속열, 간열, 위열, 심장열 등 여러 종류의 열이 합해져 발생하는데, 사람마다 열의 종류가 다르다.

아토피 환자들을 진료하다 보면 속열, 위열, 간열, 심장열, 폐열 등을 갖고 있음을 알게 된다. 거의 모든 열을 다 갖고 있는 것이다. 특히 속열, 위열, 간열은 대부분의 아토피 환자들이 갖고 있다. 심장열은 전체 아토피 환자의 80% 정도에서 발견된다. 폐열은 상대적으로 많지 않은 편이어서 전체 환자의 30% 정도에서 나타난다.

대부분의 아토피 환자가 갖고 있는 속열, 위열, 간열은 대체로 너무 잘 먹어서 생긴 열이다. 고열량, 고지방 음식, 식품첨가물이 듬뿍 들어간 인스턴트식품만 줄여도 속열, 위열, 간열을 상당 부분 내릴 수 있다. 그런데 이쯤에서 이상하게 생각하는 독자들도 있을 것이다.

거의 모든 열이 원인인 아토피 질환에서 굳이 어떤 열이 원인인지 따질 필요가 있냐는 의문일 것이다. 원인 열이 아닌데 없애려고 하면 역효과가 나기 때문이다. 예를 들어 폐열이 없는데 폐열을 없애는 약을 쓰면 폐가 다치게 된다. 우리 몸은 유기적으로 연결되어 있어 폐가 다치면 주변의 다른 부위에도 영향이 미치면서 아토피가 심해질 수 있으므로 주의해야 한다.

아토피의 원인이 된 열을 꺼주는 약이라 해도, 열이 다 풀리면 더 이상 그 약을 써서는 안 된다. 아토피를 치료하다 보면 제일 먼저 폐열이 사라지고 심장열, 간열, 위열 순으로 없어진다. 위열이 잘 없어지지 않는 것은 위에 끊임없이 음식물이 들어와 새로운 열을 지속적으로 발생시키기 때문이다. 하지만 간열까지만 잡아줘도 아토피 증상이 거의 없어지므로, 위열이 빨리 없어지지 않는다고 크게 걱정할 필요는 없다. 간열까지만 없애도 일상생활을 하는 데 아무런 불편이 없다. 다만 위열까지 완벽하게 잡아야 아토피를 근본적으로 치료하고 재발을 원천봉쇄할 수 있으므로 시간이 걸려도 위열까지 다스리는 것이 좋다.

간열은 음식도 음식이지만 스트레스의 영향을 많이 받는다. 고등학교 3학년 때 아토피로 내원했던 학생이 있었다. 여러 열 중에서도 간열이 특히 심했다. 열독을 푸는 한약을 복용하니 증상이 50% 이상 좋아지기는 했지만 더 이상 호전되지 않아 애를 태웠던 기억이 난다. 그러다 대학에 합격하자 증상이 급격히 호전되었다. 당시 적어도 6개월은 더 치료해야 될 것으로 판단했던 아토피가 불과 1개월 만에 완치된 것이다. 그 학생을 보면서 스트레스가 얼마나 독이 되는지를 다시 한 번 확인할 수 있었다.

아이의 아토피는 엄마의 열 때문이다

말도 못 하는 어린아이가 아토피로 고생하는 것을 지켜보는 부모 마음은 말로 표현하기가 힘들 정도다. 그런데 그토록 소중한 아이에게 아토피의 원인을 제공한 장본인은 다름 아닌 '엄마'다. 아빠의 체질을 물려받아 생기는 경우도 가끔 있지만, 대개는 엄마의 임신 전 6개월부터 임신 막달까지의 건강 상태와 직결되기 때문이다. 성인이 되어 아토피가 발생했다면 본인 탓인 경우가 많지만, 어린아이의 아토피는 엄마의 나쁜 열이 아이에게 전해져 생긴 것이라 봐야 한다.

지금껏 수많은 아토피 환자를 만났지만 가장 기억에 남는 환자는 윤수 군이다. 만 2세가 되었을 무렵 내원한 윤수 군의 상태는 매우 심각했다. 온몸이 화상을 입은 것처럼 피부에 열꽃이 가득했다. 벌겋기만 한 것이 아니라 진물까지 나고 있었다.

윤수 군은 생후 2개월경 아토피가 생겼다고 했다. 그때부터 내원하기 전까지 양방과 한방을 가리지 않고 다 찾아다녔지만 호전은커녕 상태가 점점 더 나빠졌다. 특히 발은 증상이 더 심해 피부가 죽은 것처럼 까맸다. 염증으로 인한 통증 때문에 서 있지도 못할 정도였다. 아이들은 열이 있어도 어지간해서는 신장에 영향을 주지 않는데, 윤수 군은 신장까지 좋지 않은 상태였다.

불과 두 돌도 안 된 아이가 음식을 많이 먹거나 스트레스를 받아 열독이 쌓였을 가능성은 희박하다. 십중팔구 엄마의 열독 때문에 태아 시절부터 열독이 쌓였을 것이다.

"아이 임신했을 때 주로 어떤 음식을 드셨나요?"

"직장 다니느라 외식을 주로 했어요. 제가 워낙 피자를 좋아해 피자도 많이 먹고, 밥 해 먹기 힘들어 인스턴트식품도 많이 먹었어요."

"임신하고 직장 다니느라 힘드셨겠네요."

"네. 당시에 회사가 너무 바빠 몸도 마음도 괴로웠어요."

예상했던 대로 아이 엄마는 나쁜 음식과 스트레스로 인한 열독이 많았고, 그 열독이 고스란히 아이에게 전해져 아토피가 생긴 것으로 추정되었다.

윤수 군에게 특히 심한 심장열과 간열을 집중적으로 끄는 약을 처방했다. 심장열을 끄는 약재들이 대체적으로 쓴데, 빨리 열을 꺼야 할 필요가 있어 그중에서도 가장 쓴 약을 주었다. 보통 몸에 좋은 약은 쓰다고 하는데, 자기 몸에 꼭 필요한 성분이 든 약은 써도 잘 먹는다. 윤수 같은 어린아이라도 다르지 않다. 심장열이 없다면 너무 써서 먹기 힘든 약을 두 돌도 안 된 어린아이가 잘 먹었다.

두 달쯤 지나 심장열이 꺼지자 그때까지 잘 먹던 약이 쓰다며 더 이상 먹지 않으려고 해서 간열과 속열을 끄는 약만 처방했다. 6개월쯤 꾸준히 한약을 복용하자 60% 이상 좋아졌지만 상태가 워낙 나빴던 터라 완치하는 데까지는 1년 이상의 시간이 걸렸다.

이처럼 엄마의 열독은 아이에게 치명적인 영향을 미치므로, 임신했을 때는 열독이 쌓이지 않도록 조심해야 한다. 특히 음식을 가려 먹어야 아이가 아토피로 고생하지 않는다. 좀 더 확실하게 하려면 임신하기 전에 몸에 쌓인 열독을 완전히 푸는 것이 가장 좋다.

명현 반응의 진실

아토피뿐만 아니라 다른 질병도 치료하는 과정에서 증상이 악화되거나 또 다른 증상이 나타나는 경우가 있다. 이럴 경우 약이 효과가 없거나 부작용을 일으키는 것으로 생각하기 쉽다. 실제로 부작용인 경우도 있지만, 몸이 회복되는 과정에서 나타나는 정상적인 반응일 수도 있으니 성급하게 판단해서는 안 된다. 후자의 경우를 '명현 반응'이라 하는데, 아토피를 치료할 때도 종종 나타난다.

한의사 입장에서는 명현 반응이 썩 반갑지 않다. 특히 아토피 질환은 명현 반응이 강하게 나타나서 환자들이 지레 겁을 먹는 경우가 많아서 더 그렇다.

33세의 남성 아토피 환자의 사례를 소개하려고 한다. 그는 아주 어렸을 때부터 아토피 증상이 시작되었다고 한다. 다행히 30세가 될 때까지는 증상이 심하지 않았고, 어쩌다 아토피가 심하게 올라오면 스테로이드 연고를 바르면서 진정시키곤 했다. 그런데 30세가 넘어서부터는 스테로이드 연고를 발라도 아토피가 가라앉지를 않아 한방 치료를 받아보려고 내원한 것이다.

아토피를 앓은 지 오래되었지만 회복 속도가 무척 빨라서, 두 달이 채 안 돼 50% 이상 좋아졌다. 그런데 어느 날 환자가 다급한 목소리로 전화를 했다.

"원장님. 자고 일어났더니 얼굴이 퉁퉁 부어 있어요. 어찌나 부었는지 아침에 눈도 못 뜨겠더라고요. 진물도 줄줄 흐르고…. 이거 큰일 난 거 아니에요?"

환자가 보낸 사진을 보니 말 그대로 심하게 부어 있었다. 얼굴에서 진물이 흘러 베개에 얼굴이 붙어버릴 정도라고 했다. 이런 상황에서 환자가 당황하고 불안해하는 것은 당연하다. 증상이 좋아지다 하루아침에 악화되니 무섭고 놀라울 수밖에.

하지만 아토피를 치료하는 과정에서 일시적으로 붓고 진물이 흐르는 증상은 부작용이 아니라 명현 반응이다. 오랫동안 쌓인 열독은 대부분 서서히 빠지는데, 한꺼번에 너무 많이 빠지는 경우 이런 증상이 나타날 수 있다.

한의학에서는 이런 명현 반응을 탈脫스테로이드 작용이라 본다. 앞에서도 이야기했듯이 스테로이드는 열을 근본적으로 끄는 것이 아니라 임시방편으로 열을 억제해 증상을 호전시키는 약이다. 오랜 기간 증상이 나타날 때마다 스테로이드 연고를 바르거나 약을 먹으면, 몸속에 열과 함께 스테로이드 성분이 잠복해 있다가 한약을 복용하면 한꺼번에 터져 얼굴이 붓고 진물이 흐르는 것이다. 스테로이드는 물을 끌어당기는 힘이 있어, 오랫동안 스테로이드제를 사용하면 열독뿐 아니라 수독까지 생기기 때문이다.

환자 입장에서는 한꺼번에 많은 독이 빠져 명현 반응이 강하게 나타나면 당황스러울 수밖에 없겠지만 사실 다른 관점에서 보면 행운이라 할 수 있다. 그만큼 아토피 치료를 빨리 끝낼 수 있기 때문이다.

"아무리 그래도 이건 너무 심해요. 영업을 해야 하는데 이 몰골로는 도저히 거래처 사람들을 만날 수가 없어요."

환자는 치료를 중단하고 싶어 했다. 그 마음을 모르는 바 아니지만 한꺼번에 명현 반응이 심하게 왔다면, 이후에는 명현 반응이 오지 않을 수 있고, 와도 약하게 나타나는 경우가 많다. 환자를 설득해 겨우 마음을 돌려 치료를 계속할 수 있었다. 예상대로 명현 반응은 더 이상 나타나지 않았고, 치료를 시작한 지 6개월이 조금 넘어 깨끗하게 아토피가 사라졌다. 일반적으로 30여 년 동안 아토피가 만성화된 상태에서는 최소한 1년 이상 치료해야 완치되는 경우가 많은데, 그 환자는 치료 기간이 이례적으로 짧았던 셈이다.

아토피 증상을 호전시키는 데 도움이 되는 생활 요법

아토피는 완치된 후에도 꾸준한 관리가 필요한 질병이다. 음식, 스트레스, 공해 등으로 아토피의 원인이 된 열독이 다시 쌓이기 때문이다.

40대 후반에 한의원을 처음 찾은 후 10년째 아토피 치료를 받는 여성이 있다. 10년째 치료를 받는다고 하면 의아해 하겠지만 사정이 좀 복잡하다.

이 환자는 음식에 특히 민감했다. 밖에서 파는 음식을 먹으면 즉시 피부 트러블이 생길 정도였고, 인공감미료나 식품첨가물이 조금만 들어가도 금세 반응이 나타나서 스트레스가 이만저만이 아니었다. 민감한 만큼 더 조심해야 하는데, 열독을 푸는 한약을 먹고 상태가 호전되면 경계가 느슨해져서 먹지 말아야 할 음식에 손을 댔던 것이다.

"아토피도 힘들지만 먹고 싶은 것을 못 먹는 것도 고통스러워요. 먹고 싶은 것을 먹고 한약으로 풀면서 살래요."

그동안 그녀가 얼마나 힘들게 살았는지를 잘 알기에 환자의 선택을 존중할 수밖에 없었다. 그러나 일상생활에서 관리하지 않고서 아토피를 완치하기란 사실상 불가능하다. 아토피로부터 완전히 벗어나려면 열독이 쌓이지 않도록 꾸준히 노력해야 한다. 일상생활에서 꼭 지켜야 할 원칙은 다음과 같다.

고지방, 고열량, 인스턴트식품을 피한다

아토피의 원인 열을 치료할 때 끝까지 남는 것이 비위열과 간열이다. 이 두 가지는 모두 음식과 밀접한 관련이 있다. 음식을 많이 먹으면 우리 몸이 열을 미처 다 소비하지 못해 열독이 쌓인다. 어떤 음식이든 지나치게 많이 먹으면 열독이 될 수 있는데 특히 고지방, 고열량 음식은 조금만 먹어도 열이 많이 발생하므로 피해야 한다. 또한 인스턴트식품은 양과 상관없이 열독을 만드니 아예 먹지 않는 것이 좋다.

사람마다 아토피를 악화시키는 식품이 조금씩 다를 수 있지만 계란, 유제품, 빵은 아토피 환자 공동의 적이나 마찬가지다. 빵뿐만 아니라 밀가루 음식이 다 좋지 않다. 가능한 한 자연 상태의 식재료를 이용해 인공조미료를 넣지 않고 조리하고, 양식보다는 한식 위주로 식사하는 것이 안전하다.

스트레스가 쌓이지 않도록 주의한다

스트레스는 간열의 주범이다. 그런데 견딜 수 없는 가려움에 시달리는 것 자체가 엄청난 스트레스다. 여기에 학업 스트레스, 직장 스트레스가 더해지면서 간열이 쉽게 없어지지 않는다. 현실적으로 쉬운 일은 아니지만 스트레스를 받을 때마다 자신에게 맞는 방법으로 풀어서 쌓이지 않도록 해야 한다.

피부가 건조해지지 않도록 관리한다

아토피는 열이 원인이다 보니 열로 인해 피부가 건조해지기 쉽다. 피부가 건조해지면 가려움증이 더욱 심해지므로 보습에 신경 써야 한다. 가렵다고 긁으면 더 가려워지고 피부에 상처가 난다. 피부가 건조할 때는 미지근한 물로 목욕한 후 보습제를 잘 발라주어야 한다. 단, 화학 성분이 첨가된 보습제는 오히려 아토피를 악화시킬 수 있으므로, 피부에 자극을 주지 않는 천연 성분의 보습제를 사용하도록 한다.

수면을 충분히 취한다

우리 몸은 잠을 자는 동안 많은 부분이 회복된다. 상처가 치유되고 손상된 세포도 재생되므로 잠을 잘 자는 것만으로도 건강을 지킬 수 있다. 특히 아토피와 같이 면역체계 이상으로 발생하는 질병은 잠이 더욱 중요하다. 수면이 부족하면 스트레스 호르몬 수치가 높아져 면역력이 더 떨어지고, 신체 기능이 회복되기 어렵기 때문이다.

아토피 환자는 밤이 되면 가려움증이 더욱 심해져 밤새도록 잠을 설치는 경우가 많다. 낮에 햇빛을 충분히 쐬고 가벼운 산책을 하면 숙면에 도움이 될 것이다. 또한 햇빛은 비타민 D 생성을 도와 피부를 건강하게 지켜주고 면역력을 높이는 데도 도움이 된다.

공기 좋은 곳에서 생활한다

아토피는 환경과 밀접한 관련이 있다. 매연, 공해, 가구나 새집에서 흘러나오는 휘발성 유기화합물 모두 아토피를 악화시키는 주범이다. 그래서 아토피 환자들 중에는 공기 좋은 전원주택이나 시골로 이사 가서 자연과 함께 생활하는 분이 많다. 가능하면 자연과 가까운 곳에서 깨끗한 공기를 마시며 사는 것이 좋지만 학업이나 직장 문제로 어렵다면 주말만이라도 가까운 숲이나 산 등 자연을 찾는 것이 좋다.

태열과 아토피의 관계

"태열이 오래되면 아토피가 되는 건가요?"
"우리 아이는 태열도 없었는데, 어느 날 아토피가 생겼어요."

소아 아토피 환자의 부모에게 가장 많이 받는 질문이다. 아토피와 태열을 혼동하는 분들이 많다. 태열과 아토피는 비슷하면서도 다르다. 태열은 말 그대로 태아 시절에 쌓인 열독이 원인이 되어 나타나는 열꽃이다. 무에서 유가 창조되는 과정에는 엄청난 열이 필요하다. 임신부가 평소보다 더 많이 먹는 것도 이 때문이다. 난자와 정자가 만나 하나의 생명체를 만드는 과정에 필요한 열을 공급하기 위해서는 열의 원천인 음식을 많이 먹어야 한다. 열과 함께 자라는 것이니만큼 태아의 몸 자체에도 열이 많다.

엄마 배 속에서 갖고 있던 열은 태어나서 새로운 환경에 적응하는 동안 폭발한다. 이것이 '태열'이다. 태열은 태아 때 갖고 있던 열이 다 발산되면 끝나는 것이어서 일시적인 열꽃이라 할 수 있다. 길어야 한두 달이면 자연스럽게 사라진다.

하지만 아토피는 다르다. 여러 가지 이유로 요즘 아기들은 우유를 먹고 자란다. 우유는 열 덩어리나 마찬가지다. 그런 우유를 먹다 보니, 태아 때 갖고 있던 열이 발산되어도 우유에서 발생하는 열이 쌓여 열꽃이 없어지지 않고 지속된다. 그래서 태열이 오래 지속되면서 아토피로 바뀌었다는 이야기가 나오게 된 것이다.

태열과 아토피는 열꽃이 피는 부위에서도 차이가 있다. 태열은 주로 두피, 얼굴, 상체에 나타나는 반면 아토피는 얼굴, 귀, 팔다리의 접히는 부분, 엉덩이 등에 많이 나타난다. 귀는 간열, 팔과 오금은 심장열, 종아리는 신장열과 관계가 있다. 아토피 증상은 대개 부분적으로 나타나지만 속열이 많을 때는 몸 전체에 열꽃이 필 수도 있다.

구분	태열	아토피
발병 시기	생후 1~2개월	생후 1~2개월, 첫 돌 등 다양하다.
발병 부위	두피, 얼굴, 목, 가슴 등	얼굴, 귀, 팔, 다리, 엉덩이 등
지속 기간	길어야 한두 달	성인이 될 때까지 지속될 수 있다.

표4) 태열과 아토피의 차이

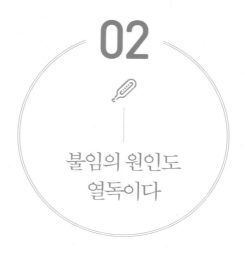

02

불임의 원인도
열독이다

열 중에서도 간열이 문제

요즘 젊은 세대를 일컬어 연애, 결혼, 출산을 포기한 소위 '삼포 세대'라고 부른다. 이런 반면에 간절하게 원하는데도 임신이 되지 않아 고민하는 부부들 역시 많다는 것은 예사로 볼 일이 아니다.

왜 요즘 들어 불임이 사회적 이슈로 등장할 정도로 심각해진 것일까? 이에 대한 분석은 다양하다. 결혼 연령이 점차 높아지고 있기 때문이라는 설도 있고, 인스턴트식품이나 고지방, 고열량 식품을 많이 먹기 때문이라는 견해도 있다. 모두 일리가 있지만, 이 모든 것의 바탕에 깔린 것이 '열독'이라는 데 주목해야 한다. 열독 중에서도 간열이 불임을 유발한다고 해도 무리가 없다.

한의학에서는 '간 = 자궁'이라고 본다. 여성의 자궁은 혈액이 많이 모이는 장소다. 자궁은 자궁 내로 흘러들어온 혈액을 자양분으로 삼아 태아가 건강하게 자랄 수 있는 비옥한 토양을 만든다. 그러다 임신이 되지 않으면 그동안 혈액으로 두껍게 만들었던 자궁벽을 허물어 몸 밖으로 배출하고, 다시 새로운 혈액을 공급받아 자궁을 비옥하게 만들기를 반복한다. 이것이 가임기 여성들이 한 달에 한 번 겪는 생리다.

이처럼 자궁은 혈액과 밀접한 관련이 있다. 잘 알다시피 혈액을 주관하는 장기는 '간'이다. 그런데 간에 열독이 많다는 것은 간이 해독 작용을 제대로 못한다는 의미다. 독소가 많고 탁한 피가 자궁으로 흘러 들어가면 자궁 역시 건강할 수 없다. 깨끗하고 비옥해야 할 자궁이 뜨겁고 탁한 피 때문에 생명이 자랄 수 없는 척박한 환경이 되는 것이다.

간열은 주로 음식과 스트레스로 인해 발생한다. 최근에는 환경호르몬도 간열의 원인으로 주목받고 있다. 2017년 초, 한 공중파 방송에 방영된 환경 관련 다큐멘터리의 내용은 가히 충격적이다(SBS스페셜 461~462회 '바디버든').

바디버든Bodyburden이란 인체에서 발견되는 특정 유해인자나 화학물질의 총량을 의미한다. 다큐멘터리에서는 바디버든이 여성의 자궁 건강을 위협하는 위험한 요인임을 실험을 통해 보여주었다. 실험은 생리통, 선근종, 내막증, 근종, 불임, 다낭성난소증후군 등 자궁 질환을 앓고 있는 여성들을 대상으로 환경호르몬을 줄였을 때 어떤 변화가 있는지 관찰하는 내용이었다.

실험은 8주 동안 진행되었다. 실험 참가자들은 유해한 화학물질이 포함되지 않은 화장품과 생활용품을 선택하고, 일부 여성들은 면 생리대를 직접 만들어 사용하기도 했다. 식단도 육식이나 인스턴트식품을 줄이고, 식이섬유가 풍부한 채식 위주로 바꾸었다.

8주 후 다시 바디버든을 측정했는데, 참가자 전원에서 수치가 대폭 낮아진 것이 확인되었다. 자궁 질환이 호전된 것은 말할 것도 없었다. 생리통이 심했던 24명 중 19명은 확실히 생리통이 줄었다고 답했고, 불임으로 힘들어하던 참가자가 임신을 하기도 했다.

물론 실험 참가자 모두가 좋아진 것은 아니다. 바디버든은 모두에게서 감소했지만 자궁 질환이 호전되지 않은 경우도 있었다. 하지만 적어도 환경호르몬이 몸에 쌓이면 자궁 건강에 좋지 않은 영향을 미친다는 사실만은 분명해졌다.

환경호르몬은 우리가 일상적으로 사용하는 생활용품이나 화장품 등을 비롯해 다양한 경로를 통해 우리 몸에 유입된다. 공기를 통해서도, 음식을 통해서도 유입되는데 가장 큰 비중을 차지하는 것이 음식이다. 조미료와 식품첨가물 모두 바디버든을 높이는 것으로, 이런 성분들이 체내에 들어오면 일차적으로 간에서 해독을 시도한다. 하지만 안타깝게도 간은 화학물질을 잘 분해하지 못한다. 분해가 안 되니 간이 더 애를 쓰게 되고, 그러면서 더 많은 열이 발생한다.

환경호르몬이 아니라도 한국 사람들 대부분은 어린 나이부터 경쟁에 내몰리다 보니 스트레스가 심하고 그 결과 간에 열이 쌓여 있다. 그런 상태에서 분해가 잘 안 되는 화학물질이 간에 들어오면 간열이 더 많아지면서 자궁 또한 망가진다. 이런 악순환의 고리가 끊어지지 않는 한, 불임으로 고생하는 여성들은 점점 더 늘어날 수밖에 없다.

생리통은 불임의 전조 증상

정도의 차이는 있지만, 가임기의 여성들 대부분이 생리통을 경험한다. 태아를 키우기 위해 두꺼워졌던 자궁벽이 허물어지면서 혈액을 밖으로 배출하는 것이 생리인데, 이 과정에서 필연적으로 자궁의 수축과 이완이 이루어지므로 약간의 통증이 일어나는 것은 자연스러운 현상이다. 대부분 생리를 시작하고 하루이틀 정도 간헐적으로 아프다가 진정된다.

그런데 일상생활이 어려울 정도로 생리통이 심한 경우가 있다. 진통제 없이는 견디지 못하는 여성들도 많다. 생리통으로 내원했던 여학생 중에는 생리통이 가장 심한 첫째 날과 둘째 날에만 진통제를 20알이나 먹은 사례도 있었다. 일주일 내내 생리통에 시달리는 여성들도 있다.

진통제에 의지할 정도로 생리통이 심하다면 자궁 건강에 대해 심각하게 생각해봐야 한다. 여성이라면 누구나 겪는 아픔 정도로 여기고 방치하면 불임으로 이어질 수도 있기 때문이다.

불임과 생리통의 기전은 동일하다. 생리통 역시 간열이 근본 원인이다. 간열로 인해 간이 독소를 제대로 제거하지 못하면 혈액 속에 독소가 많아진다. 자궁으로 흘러든 혈액은 다음 생리를 할 때까지 고여 있기 마련이다. 간열로 인해 뜨거워지고 독소가 많은 피가 정체되어 있으면 어혈瘀血(죽은 피)이 생기기 쉽고, 어혈이 많을수록 생리통이 심해진다.

생리통을 숙명처럼 받아들이는 여성들이 많은데, 생리통을 없애기는 그렇게 어렵지 않다. 열독을 풀어주면 생리통이 거짓말처럼 사라지는 경우가 많다. 길어도 몇 달 안에 극심했던 생리통이 사라지고 건강한 생리를 하게 된다.

20대 중반의 손미영 씨는 진통제가 듣지 않을 정도로 생리통이 심했다. 진단해보니 속에 열이 꽉 차 있었는데, 특히 간에 열이 많았다. 평소 우유, 유제품, 고기, 빵, 인스턴트식품 등 열이 많이 나는 음식을 즐겼던 것이 원인으로 판단되었다. 두 달 전부터 입맛이 없어 아침 식사를 걸렀고, 체중이 1~2kg 가량 빠졌다는 것으로 보아 최근 열독이 더 쌓인 듯이 보였다.

우선 속열을 끄는 백호가인삼탕, 간열을 끄는 사역산, 진액을 보충해주는 황기건중을 처방했다. 간열도 간열이지만, 속열이 보통 사람보다 훨씬 많아 백호가인삼탕의 용량을 기준보다 3배로 높였다.

한 달 가량 한약을 복용한 후 생리통이 거의 사라졌다. 손미영 씨는 몇 년 만에 이렇게 편안하게 생리 기간을 보낸 건 처음이라며 좋아했다. 대변도 좋아졌다. 원래 열이 많은 사람은 변비로 고생하는 경우가 많다. 손미영 씨도 일주일에 한두 번 정도밖에 변을 못 봤는데 열독을 풀면서 대변도 자연스럽게 좋아져 이틀에 한 번꼴로 화장실에 가게 되었다.

생리통이 가라앉더라도 평소 먹는 음식이 근본 문제이기 때문에 식습관을 바꾸는 것이 중요하다. 가능한 한 전통적인 한식 위주로 식사하고, 탄산음료와 빵, 우유와 같은 간식을 줄여야 다시 열독이 쌓이는 일을 막을 수 있다.

이채령 학생은 극심한 생리통과 생리불순으로 고민이 많은 중학교 3학년이다. 초경을 시작한 후 몇 년 동안은 여성호르몬이 불안정하게 분비되고 정상적으로 작동하지 않아 생리통, 생리불순이 일어날 수 있다. 그렇다 하더라도 이채령 학생은 정도가 너무했다. 보통 생리통은 생리를 시작하고 하루이틀이 가장 심하고 이후에는 덜한데, 이 학생은 생리를 시작하기 전부터 끝날 때까지 극심한 통증에 시달렸다. 시작하기 전부터 통증이 심해 학교를 가지 못하거나, 겨우 갔다가도 조퇴를 하기 일쑤였다.

간열, 심장열, 속열이 너무 많아 강력하게 열독을 풀어주는 약을 처방했다. 중학생이면 성장이 활발할 때다. 호르몬도 그만큼 왕성하게 분비되고 불안정하므로 생리통과 생리불순이 심할 수는 있지만, 성인에 비해 열독이 쌓인 기간이 짧아 해독하기가 쉽다. 이 학생도 생리 기간 내내 떠나지 않던 통증이 한약을 한 달 복용한 후 많이 호전되었다. 생리를 시작하기 전에 조금 불편감을 느낄 정도였을 뿐, 나머지 기간은 평소처럼 일상생활을 할 수 있다면서 기뻐했다.

생리통이 심한 경우는 대부분 간열이 가장 큰 문제인데, 간열과 함께 심장열이 심한 환자가 있었다. 20대 초반의 김지선 씨가 그랬다. 심장열이 많은 사람들은 가슴을 누르면 몹시 답답해한다. 심하면 손을 가슴 가까이에 가져가기만 해도 거부 반응을 보이는데, 김지선 씨 역시 그런 경우였다. 지선 씨는 생리 시작하고 최소 이틀은 진통제를 하루에 3~4알씩 먹지 않으면 견딜 수 없다고 했다. 그래도 생리 주기는 비교적 규칙적이었고, 생리혈이 덩어리로 뭉쳐 나오는 증상은 없었다.

다행히 심장열은 비교적 잘 치료되는 편이다. 심장열이 너무 많으면 그 열로 인해 진액이 부족해지기 쉽다. 자동차를 예로 들면 엔진에는 열이 많은데, 엔진을 식혀주는 냉각수와 엔진오일이 부족한 상태라 보면 된다. 따라서 백호가인삼탕과 황련아교탕을 집중적으로 처방했다. 황련아교는 심장의 열이 극도로 많을 때 심장의 열을 끄면서 진액을 보충해주는 한약이다.

그런데 어찌 된 일인지 한 달 정도 한약을 복용한 후에도 생리통이 나아지지 않았다. 원인을 살펴보니 음식에 문제가 있었다. 지선 씨는 유제품과 과자, 빵을 달고 살았는데, 처음 치료를 시작하면서 식습관을 고쳐야 한다고 신신당부했지만 제대로 지키지 못했던 모양이다.

잘못된 식습관을 바로잡지 못하면 평생 생리통에 시달리다 최악의 경우 불임이 될 수 있다고 하자, 그제야 적극적으로 노력하는 모습을 보였다. 열독을 푸는 한약과 식이요법을 병행한 지 한 달쯤 지나면서 생리통은 극적으로 사라졌고, 지금은 생리 주기가 다가와도 예전처럼 긴장하지 않고 편하게 보내고 있다.

간열 끄고 어혈을 푸는 것만으로도 불임 해결

자궁은 간과 직결되어 있기 때문에 간열이 많으면 임신이 잘 안 된다. 물론 간열 외에도 심장열, 속열이 합쳐져 불임의 원인이 되는 경우가 대부분이지만 심장열은 비교적 빨리 꺼지기 때문에 간열까지만 끄면 자연스럽게 임신이 되는 경우가 많다. 실제로 한의원을 찾은 불임 환자 중 임신에 성공하지 못한 사람은 손에 꼽을 정도다. 30명을 기준으로 했을 때 1~2명을 제외하곤 모두 성공했다. 무슨 대단한 비법이 있어서가 아니다. 불임의 원인이 간열이므로, 간열을 끄면 그만큼 임신 가능성이 높아지는 것이다.

열이 많으면 피가 응고되어 어혈이 생기기 쉽다. 불임을 비롯한 여성 질환은 열독에 어혈이 더해진 경우가 많은데, 효과적으로 불임을 치료하려면 어혈을 함께 풀어주어야 한다. 간열을 끄고 어혈까지 풀면 임신 성공률은 거의 100%라 해도 과언이 아니다.

결혼하고 3년 동안 임신하려고 갖은 노력을 다 했지만 아이가 생기지 않아 마음고생을 하던 최수정 씨가 내원했다. 당시 만 28세로 나이가 많아 임신이 어려운 경우는 아니었다. 젊었을 때 낳은 아이가 건강하다는 말을 듣고 결혼하자마자 임신을 서둘렀는데도 임신이 안 되자 의기소침하고 불안한 상태였다.

문진을 해보니 전형적인 열독형이었다. 어찌나 열이 많은지 갈증이 심해 수시로 물을 마셨고, 변비가 심해 화장실에 가면 한 시간씩 앉아 있곤 했다. 밥은 잘 먹는 편이었지만 소화가 안 돼 늘 속이 더부룩했다. 속이 불편해 일부러 토한 적도 있다고 한다. 소변은 하루 3회 정도 보는데, 횟수도 적지만 양도 적은 편이었다.

대부분의 불임 환자가 그렇듯이 최수정 씨도 자궁 건강이 좋지 않았다. 한의원을 찾기 5개월 전에는 난소에 혹이 있어 수술을 했다. 불임의 원인으로 작용하는 혹은 열독에 의해 생길 수도 있고 수독에 의해 생길 수도 있다. 최수정 씨는 열독이 문제였다. 열독이 있으면 피가 죽어 어혈이 된다. 난소에서 빠져나오지 못하고 정체해 있는 어혈은 주변 조직을 손상시켜 비정상적으로 증식하게 만든다. 이것이 바로 혹, 의학 용어로는 종양이 되는 것이다.

간열은 물론 심장열과 속열, 어혈을 빼는 처방을 함께 했다. 간열

을 끄는 소시호, 속열을 끄면서 진액을 보충하는 백호가인삼탕, 심장
열을 끄고 진액을 더해주는 황련아교, 어혈을 빼는 계지복령을 복용
하고 한 달 반쯤 지났을 때, 최수정 씨가 불안한 표정으로 물었다.

"원장님. 냉은 아닌 것 같은데, 피가 섞인 물 같은 게 주르륵 흘러
나온 적이 있는데 괜찮은 건가요?"

환자 입장에서는 놀랄 수 있지만 좋은 신호다. 자궁에 얽혀 있던 어
혈이 풀어지면서 액처럼 흘러나온 것이니 말이다. 실제로 그로부터
두 달 후 최수정 씨는 임신에 성공했고 얼마 전에 돌잔치를 한다는 소
식을 들었다.

열독+혈독+수독형 불임 증가 추세

불과 10년 전까지만 해도 불임의 원인은 99%가 열독과 혈독血毒(어
혈)이었다. 그런데 최근에는 여기에 수독까지 더해진 경우가 점차 늘
어나는 추세다. 물이 건강에 좋다고 알려지면서 의식적으로 물을 많
이 마시기 시작하면서부터 그렇게 된 것으로 보인다. 불임뿐만 아니
다. 예전에는 열독형 질병이었던 것들 중 상당수가 수독이 더해져 복
합적 양상을 보이고 있다.

꼭 물을 많이 마시지 않더라도 열독과 수독은 동전의 양면과도 같
은 존재다. 열이 많으면 신장이 약해져 수분대사를 제대로 못해 수독

이 쌓이기 때문이다. 열독으로 신장이 약해진 상태에서 물까지 많이 마시니 수독이 쌓이는 건 시간문제일 뿐이다.

34세 이승미 씨는 열독에 수독이 더해져 임신이 안 되는 전형적인 사례였다. 처음 내원했을 당시, 겉으로만 보면 수독이 훨씬 심각해 보일 정도로 열독 못지않게 수독이 많이 쌓인 상태였다.

이승미 씨는 오랫동안 자궁내막증으로 고생해 왔다. 자궁내막증은 가임기 여성 10명 중 1~1.5명에게 나타나는 비교적 흔한 질병이지만, 이 질병이 있으면 임신이 어렵다. 간혹 임신이 되더라도 유산이 되는 경우가 많다.

자궁내막증이란 생리혈이 질 밖으로 배출되지 않고 자궁 외 난소나 복강으로 역류해 발생한다. 건강한 여성이라면 역류한 생리혈이 자연스럽게 흡수되어 없어지지만, 면역체계가 제대로 작동하지 않으면 역류한 자리에 혈액이 뭉치면서 증식한다. 주로 열독이 있을 때 그렇다. 무엇보다 생리혈이 역류한다는 것은 수독으로 자궁이 냉해져 기혈 순환이 원활하지 못하다는 의미다. 한의학적 관점에서 자궁내막증은 열독과 수독이 합해져 생긴 질병이라 볼 수 있다.

이승미 씨는 수술을 하지 않고 자궁내막증을 치료하고자 노력했다. 하지만 치료가 잘 되지 않았고, 어쩔 수 없이 수술로 비정상적으로 자란 조직을 제거했다. 자궁내막증은 여성호르몬을 자양분 삼아 증식하는 질환이어서, 수술 후에도 여성호르몬을 억제하는 호르몬 주사를 맞는 경우가 많다. 이승미 씨 역시 호르몬 주사를 맞았는데도 수술 후 한 달 만에 자궁내막증이 재발했다. 병원에서는 재수술하게 되면 영원히 아이를 갖지 못할 수 있다고 했고, 지푸라기라도 잡는 심정으로 한의원을 찾은 것이다.

진단을 해보니 흉협고만胸脇苦滿이 매우 심했다. 흉협고만이란 가슴과 옆구리가 답답하고 눌렀을 때 통증이 느껴지는 증상을 말하는데, 이는 주로 간열이 많을 때 나타난다. 내원 당시에는 호르몬 주사를 맞고 있어 생리가 멈춘 상태였지만, 이전에 생리를 할 때 생리통이 무척 심했고 부부생활 시 통증이 심해 아예 임신을 시도조차 못했다고 한다. 이 또한 열독이 원인이다.

대부분의 불임 환자들은 열독에 수독이 더해지더라도 수독이 열독보다 많은 경우는 없다. 그런데 이승미 씨는 수독도 열독 못지않게 심각했다. 수독이 얼마나 많이 쌓였는지 복부가 딱딱하게 느껴질 정도였고, 손만 살짝 대도 통증을 호소했다.

열독과 수독이 공존할 때 무엇부터 풀 것인가는 환자마다 다르다. 이승미 씨는 열독과 수독을 동시에 풀어야 했기에 간열을 끄는 대시호, 자궁에 쌓인 열독과 어혈을 풀어주는 도핵승기, 수독을 푸는 방기복령을 함께 처방했다. 15일 후에는 방기복령 대신 더 강력하게 수독을 풀어주는 대함흉탕을 처방해 15일을 더 복용했다. 이후 복진을 해보니 수독이 눈에 띄게 빠진 상태였다. 한 달 정도 한약을 더 복용하자 수독은 거의 다 빠졌고, 간열이 아주 조금 남아 있는 상태였다.

하지만 자궁내막증은 단기간에 완치되는 병이 아니다. 재발도 쉬

우므로 열독과 수독이 많이 빠졌어도 방심하지 말고 꾸준히 치료해야
한다. 이승미 씨는 열심히 치료를 받았다. 시간은 걸렸지만 재발한 자
궁내막증이 많이 호전되었고, 드디어 임신에 성공했다.

열독이 없어져도 유예 기간을 두어라

불임으로 내원한 환자들에게 당부하는 이야기가 있다. '몸이 많이
좋아졌다고 느껴도 사인을 줄 때까지는 아기를 갖지 말라'는 당부다.

임신을 했다고 끝이 아니기 때문이다. 더 중요한 것은 태아가 자궁
에 안전하게 착상해 잘 자라서 무사히 세상에 태어나는 것이다. 그러
려면 자궁을 가장 깨끗하고 건강한 상태로 만든 후에 임신해야 한다.
조급한 마음에 자궁 청소가 덜 끝난 상태에서 임신을 하면 유산의 위
험이 크다.

습관성 유산이란 것이 있다. 유산 자체는 불임과는 거리가 있지만
유산이 된다는 것은 자궁 상태가 태아가 자라기에 부적합하다는 것을
의미한다. 어쩌다 한 번 유산한 것이라면 일시적으로 자궁 건강이 나
빠졌다고 볼 수도 있지만, 습관적으로 유산하는 것이라면 근본적으로
자궁에 열독이 쌓인 것이라 봐야 한다. 빨리 열독을 없애지 않으면 자
궁 건강이 더 나빠져 불임이 될 가능성도 있다.

다행히 유산은 치료가 쉽다. 임신조차 불가능할 정도로 열독과 어

혈로 자궁이 더럽혀진 상태가 불임이라면, 유산은 열독을 없애고 깨끗하게 청소만 해주면 된다. 실제로 유산이 잦아 내원했던 환자들은 두 달이 채 안 되어 임신에 성공하고 안전하게 출산했다.

양혜경 씨는 두 번 유산한 후 내원했다. 직업이 간호사여서 3교대로 근무하는 데다 제대로 식사할 시간이 없어 인스턴트식품이나 빵으로 식사를 대신한 것이 문제였다. 불규칙한 생활과 수면 부족, 인스턴트식품은 모두 열을 많이 내는 요인들이다. 생활 습관만으로도 열독이 많음을 예측할 수 있었는데, 평소 생리통이 심하고 얼굴에 여드름이 많이 올라온다는 것으로 보아 열독이 확실했다.

열독과 어혈을 풀어주는 한약을 먹고 두 달 만에 임신에 성공했고, 현재 임신 8개월째에 접어들었다. 아직 안심하기에는 이르지만 유산이 가장 잘되는 임신 3개월을 넘긴 지 오래이므로 큰 이변이 없는 한 건강한 아기를 낳을 수 있을 것이라 기대한다.

30대 초반의 김지나 씨는 2년 사이에 세 번이나 유산했다. 첫 번째는 임신 13주째 아기 심장이 정지해 유산했고, 두 번째는 임신 5~6주 때 어이없게 유산을 했다. 내원하기 한 달 전, 세 번째 유산을 한 후 황망한 마음에 한의원을 찾은 것이다. 양방 병원에서는 엄마의 면역체계에 문제가 있어 아이에게 제대로 혈액이 공급되지 않아 유산이 되는 것이라 했다.

"잘 먹고 소화도 잘되는데 왜 그런지 모르겠어요."

원래 위장열이 많은 사람들이 잘 먹고 소화도 잘 시킨다. 위장열이 음식물을 녹이기 때문에 먹어도 금방 배가 고픈 법이다. 소화가 잘되니 결혼 후 1~2년 동안 남편과 함께 야식을 즐겼고, 살이 7~8kg이나 불었다. 기본적으로 열이 많은 체질인데 결혼 후 과식으로 열독이 쌓였고, 그로 인해 면역체계와 자궁 건강에 적신호가 켜진 것으로 판단되었다. 열이 많으니 자연스럽게 물도 자주 마시게 되면서 수독도 쌓여 있었다.

열독과 수독이 함께 있으면 치료가 더딘 편이다. 처음에는 열독과 어혈을 빼는 데 집중하고, 그다음 수독을 빼는 처방을 병행했다. 열독과 수독이 일정 수준으로 빠진 후에는 그때그때 상태를 확인하고 필요한 처방을 더하면서 전체적으로 몸의 균형을 회복하고 자궁을 건강하게 만들어주어야 한다. 이렇게 6개월간의 노력 끝에 임신에 성공했다. 임신 후에도 태아가 잘 자랄 수 있도록 열독과 수독을 빼면서 진액을 보충해주는 처방을 한 결과, 3.7kg의 건강한 아이를 출산할 수 있었다.

불임을 예방하고 치료하는 데 도움이 되는 생활 요법

요즘은 계획 임신을 하는 분들이 많다. 남자들은 술과 담배를 줄이려고 노력하고, 여자들도 몸에 좋은 것을 먹고 적절한 운동으로 최상의 몸 상태를 만든 다음 임신을 시도하는 것이다. 술 먹고 '실수로' 아이가 생겼다고 우스갯소리를 하던 과거와는 사뭇 다른 모습이다.

임신하기 전에 최적의 몸 상태를 만들려고 노력하는 것은 참으로 바람직하다. 건강한 토양에서 건강한 작물이 자라듯이, 부모 모두가 건강해야 임신도 잘되고 태아가 잘 자랄 수 있음은 두말할 필요조차 없다.

불임을 난치병이라 생각하는 분들이 많은데, 사실 불임은 열독으로 인한 다른 어떤 질병보다도 치료가 잘된다. 몸속, 특히 간에 가득한 열독만 풀어줘도 임신이 가능한 상태로 만들 수 있다. 이미 쌓인 열독을 생활 습관의 변화만으로 풀기에는 한계가 있지만, 좋은 생활 습관을 유지하면 더 이상 열독이 쌓이는 것은 충분히 예방할 수 있다. 다음은 불임을 예방하는 생활 습관들이다.

성질이 시원한 음식을 적정량 먹는다

불임의 핵심 원인인 간열은 상당 부분 음식에서 발생한다. 빵, 우유, 계란, 인스턴트식품, 육류 등 열이 많은 음식을 멀리하고 채소, 콩 등 성질이 시원한 음식을 주로 먹는다. 가공식품보다는 제철 음식, 자연 음식 위주로 먹도록 한다.

단, 아무리 좋은 음식도 과하면 열독의 원인이 되므로 하루에 필요한 열량 한도 내에서 섭취하는 것이 좋다. 이렇게만 해도 불임은 50% 이상 치유된다.

마음을 편히 가지려고 노력한다

스트레스가 간열의 주범 중 하나임은 누누이 언급했다. 불임 환자들은 스트레스를 많이 받는다. 시간이 갈수록 '정말 내가 아이를 가질 수 있을까'란 생각에 자신이 없어지고 불안이 커진다. 그런데 그렇게 스트레스가 지속되면 점점 임신이 어려워지니 마음을 편히 가져야 한다. 요가나 명상으로 몸과 마음의 긴장을 풀어주는 것도 도움이 된다. 부정적인 생각을 떨쳐버리고 '나는 임신할 수 있다'와 같은 긍정적인 주문을 외우는 것도 좋다.

아랫배를 따뜻하게 해준다

예전에는 주로 못 먹어서 불임이 되는 경우가 많았다. 잘 먹지 못하니 기혈 순환이 제대로 안 되고 자궁이 냉해 임신이 안 되었던 것이다. 하지만 요즘은 좋지 않은 음식을 너무 많이 먹어 간에 열이 차고, 그로 인해 피가 뜨거워지면서 어혈이 생겨 불임이 되는 경우가 많다.

그럼에도 불구하고 여전히 아랫배를 따뜻하게 해줄 필요가 있다. 열독이 심하면 신장이 망가지므로, 아랫배에 체액이 많이 모여서 배가 냉해지는 경우가 많기 때문이다. 배꼽티를 비롯해 아랫배를 노출하는 옷을 멀리하고 좌훈, 아랫배 찜질, 족욕을 하면 도움이 된다.

속열이 많으면 피와 양수가 마른다

열독이 많으면 임신이 잘 안 되고, 임신을 해도 양수가 마르거나 피가 부족해 유산의 위험이 있다. 속열은 어느 한 부위가 아니라 몸 전체에 퍼져 있는 열이어서 속열이 많으면 몸 전체에 진액이 마르기 쉽다. 양수도 진액에 포함된다.

속열로 양수가 마르는 예는 비교적 흔하다. 시어머니가 임신 8개월째 접어든 며느리를 데리고 내원한 적이 있다. 병원에서는 양수가 적어서 태아가 위험하니 제왕절개로 아이를 출산하고 인큐베이터에 넣어야 한다고 했다는 것이다. 바로 속열을 끄는 한약을 처방했는데, 4일째 복용하면서 양수가 늘어나 무사히 10개월을 채우고 정상 분만할 수 있었다.

또 다른 환자는 임신 8개월만 되면 양수가 말라 유산이 되었다. 임신 6개월부터 양수가 마르기 시작해 8개월째에 유산이 되기를 3번이나 반복했다. 임신은 잘되는 편이었으나 번번이 유산을 하니 걱정이 돼서 한의원을 찾았다. 양수가 마르는 것은 대부분 속열 때문이다. 그 환자는 임신하기 전부터 속열을 끄는 약을 복용해 무사히 건강한 아이를 낳을 수 있었다.

양수가 아닌 피가 말라 정상 분만을 하지 못할 뻔한 사례도 있었다. 원래부터 열이 많아 바짝 마른 분이었는데, 임신 후 처음에는 식사를 잘 못했다. 식사가 부실하니 피가 만들어지지 않았고, 병원에서 검사하면 늘 피가 부족하다며 걱정스러워했다는 것이다. 한약 복용 후에는 식사도 잘하게 되었고, 열을 끄는 약과 함께 피를 보태주는 녹용과 다른 보혈 약들을 처방해 임신 9개월까지 별 문제 없이 지나갔다. 그런데 출산을 2주 앞두고 병원에서는 아무래도 피가 부족하니 출산 시 수혈이 필요하다고 했다.

급하게 피를 보태주는 약을 썼지만 호전되지 않았다. 그래서 속열을 끄는 처방을 두 배로 늘리자 더 이상 피가 마르지 않아 무사히 출산할 수 있었다.

이처럼 임신 중에도 열독을 풀지 못하면 유산을 하거나 정상적으로 자연 분만하기가 어렵다. 임신을 해도 끝까지 방심하지 말고 열을 체크해야 건강한 아이를 낳을 수 있다.

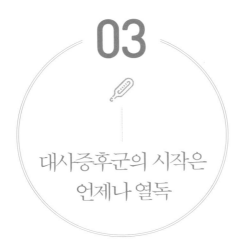

03

대사증후군의 시작은
언제나 열독

당뇨병, 고혈압, 고지혈증, 비만은 같은 병

40세 이상 성인이라면 건강검진에서 당뇨병, 고혈압, 고지혈증, 비만 중 적어도 한 개 이상은 해당되는 경우가 많다. 사실 이름은 달라도 원인이 같은 병이어서, 한 가지 병이 생기면 다른 병이 함께 생길 위험이 크다. 물론 한 가지 병이 좋아지면 다른 병도 저절로 좋아질 가능성 역시 크다.

한의학에서만 이런 관점을 갖고 있는 것이 아니다. 양방에서도 이들을 뿌리가 같은 병으로 보고 통틀어 '대사증후군'이라 부른다. 대사

기능에 이상이 생겨 혈압과 혈당이 오르고, 혈액에 지방이 많아지는 질병이란 뜻이다. 일시적인 대사 장애라면 큰 문제가 없지만 오랜 기간 지속되면 결국 당뇨병, 고혈압, 고지혈증은 물론 심근경색, 동맥경화증 같은 질병으로 진행되기 쉽다. 일반적으로 다음 5가지 항목 중 적어도 3개 이상 일치했을 때 대사증후군이라 진단한다.

① 중심비만central obesity

동양인 기준으로 남성은 허리둘레 90cm 이상, 여성은 80cm 이상

② 중성지방triglyceride

150mg/dL 이상

③ 고밀도 콜레스테롤HDL-cholesterol

남성은 40mg/dL 미만, 여성은 50mg/dL 미만

④ 혈압

수축기 혈압 130mmHg 이상, 또는 이완기 혈압 85mmHg 이상

⑤ 공복혈당

100mg/dL 이상, 혹은 당뇨병 치료 중

나타나는 증상은 다르지만 사실 이 모든 것의 원인은 열독이다. 그것도 너무 많이 먹어 생긴 열독이 대사증후군을 부른다. 일례로 가난해서 잘 먹지 못하던 시절에는 당뇨 환자가 드물었다. 비만도 마찬가지다. 60~70년대 우리나라에서는 살찐 사람을 찾기 어려웠다. 오죽

하면 두툼한 살집을 '부의 상징'이라 여겼을까?

대사증후군에 관해서만큼은 한방과 양방의 견해가 크게 다르지 않다. 많이 먹어서 생기는 질병이니만큼 양방에서도 덜 먹고 많이 움직이라고 강조한다. 대사증후군이 당뇨병, 고혈압, 고지혈증 등으로 진행하면 양약과 함께 생활 요법을 열심히 할 것을 당부한다. 양약이 증상 완화의 역할만 할 뿐, 원인을 없애지는 못한다는 것을 양방 의사들도 인정하기 때문이다.

열독으로 시작해 수독을 부른다

당뇨병, 고혈압 등을 비롯한 대사증후군은 모두 열독이 쌓여서 시작된다. 그런데 대사증후군으로 고생하는 환자들을 진료해보면 수독 또한 많음을 쉽게 관찰할 수 있다.

당뇨병은 말 그대로 혈액에 당이 많은 질병이다. 우리가 섭취한 음식은 당으로 분해되어 혈액을 타고 돌면서 당을 필요로 하는 세포 속으로 들어가게 된다. 이때 당을 세포 속으로 옮겨주는 역할을 하는 것이 '인슐린'인데, 췌장에서 인슐린이 원활히 분비되지 않거나 정상적으로 분비되어도 제 기능을 하지 못하면 혈액 속에 당이 남아 혈당이 높아진다.

혈당 검사를 통해 공복혈당은 70~99mg/dL, 식후 2시간 혈당은

140mg/dL 미만이어야 정상으로 본다. 공복혈당이 126mg/dL 이상, 식후 2시간 혈당이 200mg/dL 이상이면 당뇨병이라 진단한다.

인슐린이 제 기능을 못 하는 가장 큰 이유는 비만과 스트레스다. 비만으로 체지방이 증가하거나 스트레스를 많이 받으면 인슐린이 정상적으로 제 임무를 하지 못한다. 비만과 스트레스는 모두 열독과 밀접한 관련이 있다. 이미 열이 많아 피가 뜨거운데 혈액에 당까지 많으면 더 뜨겁고 끈적거려 순환이 안 되니, 피가 더 뜨거워지는 악순환이 되풀이된다.

더 큰 문제는 열이 계속 쌓이면 장기 중 열에 가장 취약한 신장이 망가지면서 수분대사가 제대로 안 된다는 것이다. 그러면 수독이 쌓여 기혈 순환이 안 되니 더더욱 혈당이 높아진다. 초기에 열독만 있을 때 빨리 풀어주는 것이 무엇보다 중요하다. 초기에는 열독만 잘 풀어주어도 당뇨병이 쉽게 낫는다.

김형준 씨는 열독과 수독을 함께 갖고 있는 당뇨 환자였다. 당뇨병 진단을 받은 것은 3년 전, 65세 때의 일이다. 공복혈당이 130mg/dL이어서 약을 먹기 시작했다고 한다. 약을 먹으면서 혈당 수치는 많이 좋아졌는데, 1년 전부터 여기저기 안 아픈 데가 없고 기운이 확 떨어지고 금방 피곤을 느꼈다. 혈당을 재보니 들쑥날쑥했다. 어느 날은 정상이다가 다시 재면 갑자기 혈당이 높아져 있곤 했다.

얼굴과 목이 벌겋게 달아올라 있고, 입이 자주 마르다 보니 혀가 논바닥처럼 갈라졌다. 심하지는 않지만 이명도 있었다. 음식물을 씹을 때 '웅~' 하면서 귀에서 소리가 났다. 이 모든 것이 주로 열독이 있을 때 나타나는 증상이다. 그러면서도 김형준 씨는 한기를 자주 느낀다고 했다. 더운 여름에도 찬바람이 싫어 에어컨을 켜지 않고, 발이 얼음장처럼 차다고 호소했다. 열독이 원인이 되어 수독이 함께 생긴 것으로 추정되었다. 이미 열독에 수독이 더해진 상태라 혈당이 잘 조절되지 않는 듯했다.

김형준 씨에게는 열독과 수독을 함께 풀어주는 처방이 필요했다. 입이 자주 마르고 혓바닥이 갈라지는 것은 심장열 때문이므로, 열독과 수독을 푸는 기본 한약재에 심장열을 효과적으로 끄는 한약재를 더했다. 두 달 정도 한약을 복용하자 혈당이 안정되기 시작했고, 열독과 수독으로 인해 생긴 증상들도 많이 호전되었다.

당뇨병과 마찬가지로 고혈압도 시작은 열독이다. 간열, 심장열 등으로 피가 탁해져 혈관이 좁아지면 혈압이 높아진다. 또한 열독으로 신장이 망가지면 수분 배출이 어려워 혈액량이 많아지면서 혈압이 높아지기도 한다.

열만 신장을 공격하는 것이 아니다. 혈당과 혈압을 잡기 위해 복용하는 양약들도 신장에 좋지 않은 영향을 미친다. 어쩌다 한 번 복용하는 것이라면 아무 문제가 없겠지만 한 번 시작하면 평생 먹어야 되는 경우도 많다. 10년, 20년 약을 복용하다 보면 신장 기능이 약해져 수독이 쌓이는 것이다.

특히 혈압약 중에서 신장에 악영향을 미치는 약이 있다. 바로 이뇨제다. 혈압약은 크게 두 가지로 나뉜다. 첫째 혈관을 확장해 혈압을 낮추는 약, 둘째 혈액량을 줄여 혈압을 낮추는 약이다. 후자가 이뇨제로, 인위적으로 수분을 많이 배출시켜 혈압을 낮춘다. 신장은 이미 열로 기능이 약해져 있는데, 이뇨제에 의해 강제로 수분을 배출하다 보면 더욱 약해진다. 양방에서도 이런 부작용을 인지해 요즘에는 이뇨제 처방을 조심하는 분위기다.

비만도 같은 맥락이다. 비만은 수독형이 많은데, 이 또한 시작은 열독이다. 많이 먹고 움직이지 않으니 열이 소모되지 않고, 남은 열이 체지방으로 축적되면서 비만이 되는 것이다. 체지방은 수분대사를 비롯해 우리 몸의 각종 대사 작용을 방해하는 주범이다. 열로 신장이 약해진 상태에서 체지방이 수분대사를 방해하면, 열독에 수독이 더해진 비만으로 진행된다.

이처럼 대사증후군의 기전은 동일하다. 당뇨병, 고혈압, 비만, 고지혈증 모두 고열량, 고지방 음식으로 열이 많아지면서 발생하는 병이다. 시작은 열이지만 지속적으로 열이 장기를 공격하면 수독이 쌓여 나중에는 열독보다 수독이 더 큰 문제가 되는 경우가 많다.

열독과 수독을 빼면 양약을 끊을 수 있다

당뇨병이나 고혈압 약을 복용하는 분들은 매일 약 먹기가 지긋지긋하다고 하면서도 감히 약을 끊을 생각을 하지 못한다. 약을 끊으면 큰일 나는 줄 아는 것이다. 용기를 내어 약을 끊었다가도 혈압과 혈당이 다시 올라가면 곧바로 다시 약을 복용하곤 한다.

약물에만 의존해 혈압과 혈당을 내렸으니, 약을 끊으면 다시 올라가는 것이 당연하다. 근본 원인인 열이 그대로 존재하기 때문이다. 열독을 없애면 양약을 복용하지 않아도 정상 혈당과 혈압을 유지할 수 있다. 열독이 원인이 되어 수독까지 생긴 상태라면 열독과 수독을 모두 풀어주면 된다.

오랫동안 양약에 의존하던 분들에게는 '열독과 수독을 풀면 약을 안 먹어도 된다'라고 말해도 불안해한다. 그래서 처음에는 양약의 용량을 반으로 줄이면서 해독을 병행하도록 한다. 한약을 복용하면서 양약의 용량을 줄이면 검사 수치가 오르지 않으므로 불안감이 적기 때문이다.

앞에서도 말했듯이 열독만 있는 초기에는 열독만 풀어주면 당뇨병이든 고혈압이든 단기간에 낫는다. 하지만 한의원을 찾는 분들은 대부분 10년 이상 양약을 복용해온 분들이다. 이미 열독에 수독이 더해진 상태라 단기간에 치료되기는 어렵다. 적어도 몇 달은 치료해야 안심하고 양약을 완전히 끊을 수 있다.

올해로 만 80세가 된 강진숙 어르신은 10년째 혈압약을 복용 중이다. 혈압약뿐만 아니라 몇 년 전부터 시작된 가슴 두근거림 때문에 심장약을 복용하고 고지혈증약과 아스피린까지 추가되었다. 매일 복용해야 하는 약이 무려 다섯 가지다. 최근에는 혈압이 잘 조절되지 않아 혈압약을 한 알 더 추가했다.

"이대로 가면 먹어야 할 약이 점점 더 늘 것 같아 왔어요."

어르신의 건강이 악화된 데는 이유가 있었다. 고령인데도 남편이 암에 걸려 간병을 하느라 많이 지친 상태였다. 늘 체한 것처럼 속이 불편했고, 완전히 정신을 잃고 쓰러진 것도 세 번이나 되었다. 검사상 이상은 없으나 심장이 두근거려 심장 기능을 좋아지게 하는 약을 복용하고 있다고 한다.

진단을 해보니 전형적인 열증熱症이었다. 항암 치료를 받는 남편을 간병하면서 열이 많이 쌓인 것으로 판단되었다. 물을 마셔도 잘 넘어가지 않아 '꺽꺽' 하고, 자다가도 '컥' 하고 숨이 막혀 화들짝 놀라 일어나서 기침을 하곤 했다. 입이 자주 마르고 변이 딱딱한 것도 열독이 쌓였을 때 나타나는 증상이다.

열독을 의심할 증상들이 많았지만 한편으로는 수독으로 인한 증상도 있었다. 소변이 자주 마렵고 야간뇨를 2~3회 가량 보는데, 이는 주로 수독의 증상이다. 혈압약을 비롯한 양약을 오래 먹으면서 신장이 약해져 수독 또한 쌓였을 것으로 예상되었다. 복진을 해보니 상복부를 조금만 눌러도 심한 통증을 호소했다.

열독보다 수독을 푸는 것이 급했다. 혈압은 물론이고 심장이 두근거리고 답답한 증상은 수독을 풀면 좋아질 수 있다. 물을 **빼면서** 한편으로는 약해진 신장에 기운을 보태주는 처방을 했는데, 보름치를 복용하면서 증상이 많이 완화되었다.

혈압약 중 새로 처방받은 한 알은 복용하지 않으면서 치료를 계속했다. 한약을 복용하면서 매일 혈압을 체크했다. 혈압약을 두 종류 다 복용했을 때의 혈압이 138/70mmHg이었는데, 처음 양약을 먹으면서 한약을 병행하니 125/65까지 떨어졌다. 혈압약을 하나 빼자 하루 이틀은 혈압이 140/90으로 다시 높아졌으나 꾸준히 수독을 풀면서 한 달이 경과되자 130/65로 안정되었다.

불과 몇 년 전까지만 해도 고혈압의 기준이 매우 엄격했다. 수축기 혈압이 120 이상, 이완기 혈압이 80 이상이면 적신호가 켜졌다고 보았고, 수축기 혈압이 140 이상, 이완기 혈압이 90 이상이면 고혈압으로 진단했다. 하지만 2017년 1월, 미국 내과학회ACP와 가정의학회 AAFP는 60세 이상 노인의 고혈압 진단 기준을 수축기 혈압 140 이상에서 150 이상으로 완화하도록 권고했다.

나이가 들면서 혈압이 올라가는 것은 자연스러운 현상이다. 젊은 사람들과 똑같은 기준에 맞추는 것은 무리가 있다. 강진숙 어르신은 혈압약 한 알로 130/65mmHg을 유지하는 상태이니 혈압약을 완전히 끊어 혈압이 조금 오른다 해도 150 이하면 크게 걱정할 것이 없다. 혈압약을 한 알 줄여도 혈압이 정상 수치를 유지하는 것을 확인한 후라 어르신은 거부감 없이 완전히 혈압약을 끊을 수 있었다.

약을 끊은 후 처음 1~2주는 수축기 혈압이 140대, 이완기 혈압이 90대를 유지했다. 하지만 수독과 함께 열독까지 푸는 한약을 꾸준히 복용하면서 혈압은 안정권에 접어들었다. 서너 달 정도 한약을 추가로 복용해 수독과 열독을 완전히 푼 지금은 모든 약을 끊고 정상 수치를 유지 중이다.

고혈압뿐 아니라 당뇨병도 열독과 수독을 풀면 약을 끊을 수 있다. 송명자 씨는 부정맥으로 내원한 환자다. 부정맥은 심장이 규칙적으로 뛰지 않는 질환인데 주로 가슴이 답답하고 두근거리는 증상을 동반한다. 몇 달 전부터 부정맥약을 먹는데도 증상이 심해져 한약으로 다스려보고자 내원한 것이다.

부정맥도 기본적으로 열 때문에 생기는 질병이다. 심장에 열이 많아 진액이 부족해지고, 결과적으로 심장 기운이 약해져 원활히 움직이지 못하면서 부정맥이 생긴다. 송명자 씨는 부정맥 증상이 심하지 않고 약을 복용한 지도 3개월밖에 안 되었으므로 부정맥약을 끊고 한약으로 치료해볼 것을 권했다. 그런데 환자가 잘못 알아듣고 5년 동안 복용 중이던 당뇨약까지 끊었던 것이다.

송명자 씨는 기본적으로 열독이 많은 데다 약간의 수독이 더해진 상태였다. 그래서 주로 위열과 속열을 끄는 백호가인삼탕, 간열을 끄는 소시호, 신장에 진액을 더해주고 약간의 물 찌꺼기를 빼주는 육미, 주로 상복부와 흉부에 쌓인 물을 빼주는 목방기를 처방했다.

보름치 한약을 복용하고 내원했을 때 그동안 부정맥약뿐 아니라 당뇨약까지 끊었다는 사실을 알게 되었다. 당뇨약까지 끊으란 얘기는 아니었다고 하자 환자는 적잖이 당황한 눈치였다. 하지만 혈당 수치가 정상 범위에서 많이 높지 않다면, 당뇨약을 단숨에 끊는다고 해서 위험성이 커지는 것은 아니다. 다만 환자들이 불안해하고 금단현상이 약간 있기 때문에 용량을 줄여나가면서 끊게 하는 것이다. 열독과 수독을 잘 풀어주면 한 번에 딱 끊어도 문제가 없는 경우가 대부분이다. 다행히 금단현상도 없어서 실제로 혈당을 체크해보니 정상이었다.

이후 3개월 동안 한약을 더 복용하며 경과를 지켜보았다. 시간이 갈수록 혈당 수치가 좋아져 당뇨약은 안심하고 끊었고, 부정맥약은 중간에 가슴이 두근거리는 증상이 한 번 나타나 며칠 먹었으나 증상이 호전되면서 완전히 끊었다고 한다. 3개월 한약을 복용한 후 병원에 가서 검사를 받았고, 많이 좋아졌으니 약을 끊고 3개월 후에 보자는 말을 들었다고 했다. 당뇨와 부정맥 둘 다 열이 원인이다 보니 같은 처방으로 두 가지 병을 모두 치료할 수 있었다.

당뇨병은 열이 쌓이기 시작하는 초기에 바로 열을 꺼주면 간단히 낫는다. 보통 당뇨병은 비위에 열이 많아지면서 발병한다. 이 시기에는 속열과 위장열을 끄는 백호가인삼탕을 한 달 정도만 복용해도 혈당이 정상화된다.

열독이 더 쌓이면 열로 인해 신장이 쪼그라들고 진액이 마르는데, 이때 육미를 쓰면 금방 좋아진다. 육미는 신장에 진액을 더해 기운을 보태주는 산수유와 산약, 소변을 이롭게 하는 복령과 열을 꺼주는 건지황, 택사, 목단피로 만든 처방이다. 산수유, 산약이 신장을 보호하는 데는 더할 나위 없이 좋지만 성질이 따뜻하기 때문에 건지황, 택사, 목단피를 함께 써서 열을 없애는 것이다. 만약 제때 육미를 처방해 신장 기능을 회복시키지 못해 수독이 더 쌓이면 좀 더 강력하게 수독을 빼는 처방을 해야 하고, 완치하는 데까지는 시간이 소요된다.

대사증후군 예방 및 치료에 도움이 되는 생활 요법

대사증후군은 양방에서도 생활 습관병으로 규정하고 있다. 잘못된 생활 습관이 원인이 되어 발생하는 질병이니만큼 생활 습관을 교정하면 호전될 수 있는 질병인 셈이다. 그래서 처음 발병했을 때 곧바로 약을 먹기보다는 생활을 교정하려는 노력이 우선되어야 한다.

이미 양약을 복용 중이라도 생활 요법은 여전히 중요하다. 약을 먹어도 잘못된 생활 습관을 고치지 않으면 점점 더 용량을 늘려야 하고, 그만큼 열독과 함께 수독이 쌓여 대사증후군이 악화되기 때문이다.

대사증후군은 생활 습관보다 가족력이 중요하다는 말이 있다. 전혀 틀린 말은 아니다. 비만한 사람의 가족 중에는 비만한 사람이 많고, 가족 중 당뇨나 고혈압을 앓는 사람이 있으면 발병 위험이 커지는 것도 사실이다. 당뇨병과 고혈압 모두 부모 중 한쪽이 환자일 경우 발병률이 20~30% 높아지고, 양쪽 모두 환자일 경우에는 50%까지 올라간다. 하지만 이것이 유전인자의 문제라기보다는 동일한 환경과 생활 습관을 공유하는 것이 핵심이라는 의견이 지배적이다.

하지만 생활 습관을 교정한다는 것이 쉽지는 않다. 열독과 수독이 대사증후군을 부를 정도면 상당히 오랫동안 잘못된 생활 습관을 지속 했다는 얘기다. 독하게 마음먹고 생활 습관을 완전히 바꿀 수 있는 사람은 드물다. 따라서 이미 쌓인 열독과 수독은 한약의 도움을 받아 풀면서 다음과 같은 생활 습관을 병행하면 치료 기간을 대폭 단축할 수 있다.

식사량을 줄인다

고열량, 고지방 음식, 인스턴트식품처럼 열이 많이 나는 음식을 멀리하는 것은 기본이다. 대사증후군뿐만 아니라 열독으로 인한 질병은 다 그렇다. 열이 과도하게 발생하는 음식을 먹지 않는 것도 중요하지만 대사증후군을 예방하고 치료하려면 덜 먹어야 한다. 이미 지나치게 많이 먹어 대사증후군이 생긴 것이므로, 최소한 체중이 줄 정도로 식사량을 줄여야 한다. 체중과 대사증후군은 밀접한 관련이 있다. 체중을 줄이면 혈당, 혈압, 콜레스테롤 수치가 다 좋아진다. 2kg 정도만 줄여도 효과를 수치로 확인할 수 있을 것이다.

체중을 줄이는 데 큰 부담을 갖지 않아도 된다. 복잡하게 열량을 계산하지 않고, 그냥 평소 먹던 양에서 30%만 줄여도 2kg 정도는 충분히 감소된다. 위장열이 많은 사람들은 식욕이 왕성해 식사량을 줄이기가 쉽지 않은데, 이런 경우는 매주 10%씩만 줄이다가 익숙해지면 더 적극적으로 줄여보도록 한다.

최대한 싱겁게 먹는다

혈압이 높을 때는 소금을 적게 먹어야 한다는 것은 상식이다. 소금을 많이 섭취하면 신장에서 혈관을 수축하는 물질이 분비되는 데다 소금이 수분을 잡아두므로 혈액량이 늘면서 혈압이 올라가기 때문이다. 소금을 덜 섭취하면 혈압이 5mmHg 정도 내려간다.

이처럼 소금은 혈압과 직접적인 관계가 있다. 하지만 짜게 먹는 습관은 고혈압뿐만 아니라 당뇨와 비만을 부르기도 한다. 소금의 주성분인 나트륨은 배고픔을 느끼게 하는 호르몬인 그렐린Ghrelin을 분비시키고, 반대로 식욕을 억제하는 렙틴 호르몬을 감소시킨다. 짜게 먹으면 자기도 모르는 사이에 많은 양을 먹게 되는 것이 이런 작용 때문이다. 게다가 짜게 먹으면 물을 많이 마시게 되므로 수독이 쌓여 대사증후군을 악화시킬 위험이 크다.

과일을 많이 먹지 않는다

채소와 과일은 비타민과 무기질이 풍부해 몸에 좋다고 알고 있는 분들이 많다. 채소는 대사증후군을 예방하고 치료하는 데 도움이 되지만 과일은 그렇지 않다. 과일은 먹으면 빠르게 흡수되는 '단순당'이어서 당뇨병은 말할 것도 없고 다른 대사증후군에도 좋지 않은 영향을 미친다.

대사증후군이 있다면 지방보다 더 경계해야 할 영양소가 탄수화물이다. 탄수화물을 섭취하면 소화, 흡수를 통해 곧바로 당이 혈액으로 들어가기 때문이다. 보통 식사 후에는 혈당이 140mg/dL 이상 상승한다. 식후 이 정도 혈당은 지극히 정상이지만 계속 이 수치가 지속된다면 혈관에 부담을 준다. 배가 고프지도 않은데 탄수화물을 많이 섭취하면 혈당이 올라간 상태가 계속 유지된다는 뜻이므로 좋을 것이 없다.

탄수화물 중에서도 과일에 들어 있는 단순당은 더 빠르게 흡수되어 혈당을 올리기 때문에 조심해야 한다. 과일이 몸에 좋다고 양껏 먹다 보면 혈당이 하늘 높은 줄 모르고 올라간다. 요즘엔 수입 과일과 비닐 하우스에서 재배한 과일들도 많은데, 가능한 한 제철 과일을 조금만 먹도록 한다. 자연의 섭리에 따라 자연스럽게 자란 과일이 그나마 안전하다.

술과 담배는 무조건 멀리한다

모든 질병이 그렇지만 대사증후군에는 술과 담배가 특히 더 안 좋다. 담배는 그 자체가 열독, 수독 못지않게 무서운 독이다. 혈관을 손상시키고 암을 유발하는 각종 발암물질 덩어리이므로 반드시 금연해야 한다. 고혈압 환자는 담배만 끊어도 혈압이 10mmHg 이상 떨어질 수 있다.

술은 엄청난 열을 발생시킨다. 영양가는 없으면서 열만 많은 기호식품이므로 더 좋지 않다. 술을 마시면 술로 발생한 열을 먼저 소비하기 때문에, 음식을 섭취해 발생한 열은 쓰이지 못한 채 그대로 열독이 되는 경우가 많다.

술은 영양소가 없으므로 술만 마시고 식사를 하지 않을 경우, 몸에 열은 있지만 진액이 부족해져서 음허열이 생기고 기력이 떨어지게 된다. 소주를 기준으로 했을 때 하루 한두 잔 정도의 술은 기혈 순환을 도와 수독을 빼는 데 도움이 될 수 있지만, 지나친 음주는 열독을 쌓이게 하고 장기적으로 몸을 허하게 만들므로 좋지 않다.

평소 활동량을 늘린다

대사증후군은 많이 움직여 열을 소비해야 한다. 규칙적으로 유산소 운동을 하는 것도 좋지만 일상생활에서 활동량을 늘리려는 노력이 필요하다. 승용차를 버리고 대중교통 수단을 이용하는 것만으로도 활동량이 증가한다. TV를 보면서 실내 자전거를 타거나 지하철 한 정거장쯤 미리 내려 걷는 등 조금만 노력하면 효과를 볼 수 있다.

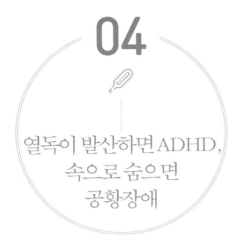

04

열독이 발산하면 ADHD,
속으로 숨으면
공황장애

증상은 달라도 ADHD와 공황장애의 원인은 하나

최근 급증하는 질병 중 하나가 ADHD와 공황장애다. ADHD는 주로 아동기에 많이 나타나고, 공황장애는 나이와 상관없이 전 연령대에서 발생한다.

'주의력 결핍/과잉행동 장애Attention Deficit/Hyperactivity Disorder'로 해석되는 ADHD는 주의력이 부족하고 산만해 한 군데 가만히 있지를 못하고, 과잉행동을 보이거나 충동적으로 행동하는 상태를 말한다.

ADHD에 이해가 부족한 사람들은 '아이들은 원래 산만한 거 아니냐며 대수롭지 않게 생각하기도 하지만 그냥 산만한 것과 ADHD는 차이가 있다. 어쩌다가 한 번씩 과하게 행동하거나 집중하지 못하고 산만하다면 크게 걱정하지 않아도 된다. 반면 때와 장소를 가리지 않고 지속적으로 산만하다면 ADHD를 의심해봐야 한다.

공황장애는 특별한 이유 없이 갑자기 심장이 터질 것처럼 뛰거나 가슴이 답답하고 숨이 차면서 극도의 불안감을 느끼는 질환이다. 유명 연예인들이 공황장애라는 사실을 고백하면서 유명해졌다. 물론 일반인 중에도 공황장애로 힘들어하는 분들이 많다.

한의학적 관점에서 보면 ADHD와 공황장애 모두 열독이 원인이다. 다만 ADHD는 열이 바깥으로 발산하는 병이고, 공황장애는 열이 안으로 숨어들어 뭉치면서 생기는 병이라는 차이가 있을 뿐이다.

서양의학의 관점에서 ADHD의 정확한 원인은 밝혀지지 않았다. 유전적인 요인과 환경적인 요인이 결합돼 발병하는 것으로 추정하는 수준이다. 그럼에도 환경적 요인 중에 한의학적 관점과 일치하는 부분이 있어 흥미롭다. 논란이 있기는 하지만 ADHD와 관계가 있는 환경적 요인으로 꼽히는 것이 ① 엄마의 흡연, 음주, 약물 ② 페인트나 납 등 특정 독소 노출 ③ 식품첨가물 등이다.

흡연, 음주, 약물은 모두 간에 부담을 주는 독이다. 페인트의 유해 성분과 납 성분 또한 아이에게 치명적인 영향을 미칠 수 있는 독소다. 인공색소와 식품첨가물은 인체에서 분해되지 않는 독으로, 이 세 가지는 모두 열독을 가중하는 중요한 요인이다.

아이들은 기본적으로 열이 많다. 체온 역시 성인의 정상 체온인 36.5도보다 높다. 열이 많으니 잠시도 가만히 있지 못하고 부산하게 움직이는 것은 당연하다. 오히려 가만히 있는 아이가 아픈 아이일 가능성이 크다. 활발하게 움직여 열을 소모해야 건강하다는 뜻이다.

다만 뱃속에 있을 때, 혹은 태어나서 이런저런 독소에 많이 노출되고 식품첨가물을 많이 섭취해 열독이 많이 쌓였다면 얘기가 달라진다. 열독 자체가 아이를 산만하게 만들기도 하고, 열독이 뇌신경을 건드리면 스스로 행동을 제어하지 못해 과잉행동을 하는 것이다.

서양의학의 관점에서 공황장애의 원인 역시 확실하게 밝혀지지 않았다. 유전적인 원인, 뇌의 구조적 문제, 신경전달물질의 문제 등 다양한 가설이 있지만 어디까지나 가능성일 뿐이다. 하지만 '스트레스'가 직간접적으로 공황장애를 부른다는 데는 이견이 없다. 공황장애 환자 중 상당수가 증상이 나타나기 전에 어떤 스트레스 상황을 경험한 것으로 알려져 있다.

스트레스는 열독의 중요한 원인 중 하나다. 스트레스를 받아도 밖으로 발산하면 속에 열이 쌓이지 않지만 제대로 발산되지 않으면 열이 안으로 숨어들면서 뭉친다. 열이 뭉치면 속은 열로 뜨겁지만 기혈순환이 잘 안 돼 겉은 차가울 수 있다. 추워하면서도 막힌 공간은 못 들어가고, 답답해서 옷도 많이 못 걸친다.

ADHD와 공황장애는 나타나는 증상은 달라도 둘 다 열독이 주원인이기 때문에 열독을 집중적으로 풀어주어야 한다. ADHD와 공황장애는 정신의 문제, 혹은 뇌의 문제로 생기는 병인데 열독을 푼다고 나을 수 있을지 의심하는 분들이 많다. 하지만 치료율은 상당히 높은 편이다. 한의원을 찾은 ADHD 환자들은 거의 완치되고, 너무 오래 방치해 치료 시기를 놓친 경우가 아니라면 공항장애도 대부분 치유된다.

틱을 동반한 ADHD, 열독을 풀면 한꺼번에 낫는다

ADHD 아동들 중에는 틱 증상을 동반하는 경우도 있다. 틱은 특별한 이유 없이 얼굴, 목, 어깨 등 신체 일부분을 아주 빠르고 반복적으로 움직이거나, 이상한 소리를 반복적으로 내는 증상을 말한다. 신체를 움직이는 틱을 운동 틱(근육 틱), 소리를 내는 틱을 음성 틱이라 한다. 두 종류의 틱이 동시에 나타나기도 하는데, 이를 투렛 증후군 Tourette's Disorder이라 부른다.

ADHD만으로도 힘든데 틱까지 있으면 아이는 물론 아이를 지켜보는 부모도 억장이 무너질 것이다. 서양의학에서 보는 틱의 발생 원인은 복잡하다. 유전적인 요인, 뇌의 문제, 호르몬과 면역 반응 이상, 심리적인 요인 등을 원인으로 지목하는데, 한의학에서는 이 역시 열이 주원인인 것으로 본다. 나타나는 증상은 조금 달라도 근본 원인인 열독을 풀면 ADHD와 틱이 한꺼번에 치료된다.

채원이는 ADHD와 틱을 함께 앓고 있었다. 틱도 한 종류가 아니라 몇 가지를 복합적으로 갖고 있었다. 가장 심각한 틱 증상이 '킁킁' 소리를 내며 냄새를 맡는 것이었다. 어찌나 산만한지 진료실에 와서도 잠시도 가만히 있지를 못했다. 불러도 안 오고, 대기실에 누워 있다 갑자기 한의원을 뛰어다니는 등 상태가 심각한 편이었다.

내원했을 당시 나이는 7세였다. 그 상태로는 내년에 학교에 보낼 수 없을 것 같다며 부모의 걱정이 이만저만이 아니었다. 채원이는 열 달을 못 채우고 태어나 두 달을 인큐베이터에서 보냈다. 그래서인지 타고난 체력이 약하고 밥을 잘 먹어도 도통 살이 찌지 않았다.

진단을 해보니 열이 많아도 너무 많았다. 속열, 간열, 심장열, 위열이 꽉 차 있었다. 열이 너무 많으니 그 열을 발산하느라 부산하게 움직일 수밖에 없었던 것이다. 보통 ADHD만 있는 아이들은 내키는 대로 행동하는 경향이 있다. 주위 시선은 아랑곳하지 않고 제멋대로 행동하기 때문에 감정적으로 억울한 부분이 없는 편이다. 그런데 채원이는 마음이 여려 다른 사람을 완전히 무시하고 행동하지도 못했다.

보통 틱은 무언가를 표현하고 싶은데 인위적으로 억눌려 있을 때 나타나는 증상이다. 채원이의 경우, 스스로 제어도 안 되면서 친구나 다른 사람을 무시하지도 못해 틱 증상이 동반된 것으로 보였다. 그런 상태에서 단체생활을 하면 증상이 악화될 수 있으니 당분간 어린이집에 보내지 말라고 권했다.

일단 열을 끄는 것이 급했다. 한약을 처방할 때 체중을 고려해 적정량을 정하는데 채원이는 열이 너무 많아, 체중이 23kg이었는데도 어른 양으로 처방했다. 속열을 끄는 백호가인삼탕을 기본으로 간열을 꺼주면서 배를 따뜻하게 해주는 소시호를 처방했다. 또한 열로 인해 신장이 약해진 상태여서 수독을 빼는 목방기와 신장에 진액을 보태주는 육미를 함께 처방했다.

물은 열이나 기를 따라 움직이므로, 채원이처럼 열이 많으면 열이 위로 올라올 때 물도 함께 올라온다. 그래서 채원이는 비염이 심했다. 열이 올라오니까 열을 끄려고 코에 물이 몰려오면서 비염이 생긴 것이다.

기본적으로 열독을 풀면서 수독을 함께 풀어주니 채원이의 상태는 빠르게 호전되었다. 한약을 복용한 지 보름이 지나자 눈에 띄게 행동이 차분해졌고, 한 달이 되자 큰 동작의 틱과 냄새를 맡는 틱은 많이 줄었다. 진료실에서 차분히 진료하고 대화를 나눌 수 있을 정도까지 증상이 호전되었다.

8월에 시작된 치료는 다음해까지 이어졌다. 채원이 엄마는 아이를 초등학교에 보낼 수 있을지 늘 걱정이었는데, 1월의 상태를 보니 학교생활이 충분히 가능하다고 판단되었다. 그만큼 아이가 차분해졌고, 자세히 보지 않으면 틱 증상은 눈치 채지 못할 정도로 거의 없어졌다.

3월에 채원이는 초등학교에 입학했다. ADHD는 많이 좋아져 학교생활을 하는 데 큰 문제는 없었는데, 환경이 바뀌어서 그런지 틱 증상이 2~3개 정도 다시 나타났다. '음음' 하고 소리를 내는 틱과 고개를 끄덕이거나 어깻짓을 하는 틱이었는데 심하지는 않았다. 기존에 하던 것처럼 열독과 수독을 빼는 처방에, 정서가 불안정하고 무서움을 많이 탈 때 처방하는 계지가용골모려탕을 더했다. 이후 채원이는 학교생활에 잘 적응해 무리 없이 다니고 있다.

진석이는 ADHD가 약간 있기는 했지만 그보다는 틱이 심각해 내원한 아이였다. 내원할 당시 10세였는데, 눈을 깜빡이는 틱으로 양약을 1년 동안 복용한 상태였다. 늘 콧물이 차 있고 여름 내내 배가 아프다는 소리를 달고 살았다.

그러면서도 너무 많이 먹었다. 아침은 안 먹지만 하루 종일 군것질을 하고 점심과 저녁에 먹는 양은 어른 양보다 많았다. 마시는 것을 좋아해 탄산음료도 자주 마셨다. 그런데도 소변을 보는 횟수는 적었다. 하루에 한두 번밖에 보지 않는 날도 있었다. 명치끝을 누르면 아파하고, 가슴과 옆구리가 늘 답답하다고 했고 누르면 통증을 호소했다. 땀도 많이 흘렸는데, 유독 머리에 땀이 많았다.

열이 많은 사람은 식욕이 왕성하다. 음식이 위에 들어가면 바로 열에 의해 녹아버리고 많이 먹어도 금방 또 배가 고프다. 진석이도 열이 넘쳐 많이 먹고, 그로 인해 또 열이 발생해 열독이 쌓이는 악순환을 되풀이했다. 그나마 다행인 것은 열이 위로 올라가 두피를 통해 땀으로 배출되면서 ADHD까지 발병하는 최악의 상태는 막을 수 있었다는 것이다.

진석이는 열도 많지만 열로 인해 신장 기능이 약해져 수독이 함께 쌓인 상태였다. 대시호로 간열을 끄면서 배를 비워주고, 소함흉탕으로 심장열을 끄는 한편, 월비탕으로 폐와 신장 기능을 회복시켜 땀이 잘 날 수 있게 했다. 답답한 가슴을 풀어주기 위해 심장의 열을 끄는 갈근황금황련탕도 추가했다.

두 달 정도 한약을 복용하자 식욕이 줄었다. 몸에 쌓인 수독이 빠져나가면서 늘었던 소변량이 줄었고 소변을 보는 횟수도 줄었다. 열로 상기되어 있던 얼굴도 하얘졌다. 틱 증상도 많이 좋아져 두 달 이후부터는 양약을 끊고 한약만 복용하기로 했다. 약 두 달간 한약을 더 복용하자 틱 증상은 거의 완치되었다. 행동도 많이 차분해져 양약을 먹지 않아도 일상생활과 학교생활을 잘할 수 있을 정도로 호전되었다. 지금은 모든 약을 끊고도 잘 생활하고 있다.

공황장애, 치료 시기를 놓치면 백약이 무효

열이 많다고 다 공황장애가 생기는 것은 아니다. 열이 많아도 남을 배려하지 않고 자기 생각대로 밀어붙이는 독불장군 스타일은 공황장애에 걸리지 않는다. 마음이 여리고 남을 잘 배려하는 스타일이 공황장애에 걸릴 위험이 크다. 독설로 유명한 예능인, 버럭 화를 내는 이미지인 개그맨도 알고 보면 심성이 여리고 은근히 남을 배려하는 스타일이라고 한다.

공황장애는 열이 겉으로 발산되지 못하고 속으로 뭉치면서 생기는 병이다. 갑자기 불안이 몰려오면서 심장이 두근거리고 마치 금방이라도 죽을 것처럼 숨이 가빠진다. 속수무책인 상황이라 당황하겠지만, 의외로 초기에 치료를 시작하면 비교적 완치가 쉬운 병이다.

공황장애 초기에 바로 치료를 시작해 한 달 반 만에 완치한 사례가 있어 소개한다. 몇 년 전에 만성 소화불량으로 내원했던 30대 후반의 여성에게서 전화가 왔다.

"원장님. 제가 밖을 나가지 못해서 그러는데 약 좀 지어주실 수 있나요?"

환자는 1년 전부터 공황장애 증상이 나타났다고 했다. 괜찮다가도 갑자기 열이 오르면서 가슴이 두근거리고 숨 쉬기가 힘들다고 했다. 아이들을 학교에 보낸 후에는 커튼을 닫고 잠을 잤고, 밤에는 잠이 안 와 술을 마시면서 긴 밤을 보냈다는 것이다. 아이들 때문에라도 이러면 안 된다고 생각했지만, 낮에 밖에 나가 사람들 만나기가 두려워 낮밤이 바뀐 생활을 1년 정도 했다고 한다. 증상이 더 심해지니 한의원에 연락을 한 것이다.

정확한 진단을 위해서는 본인이 내원하는 것이 필수이지만 무서워서 밖에 나올 수 없다고 하니 어쩔 수가 없었다. 열독을 푸는 약 중 속열을 끄면서 진액을 보충해주는 백호가인삼탕과 음허열을 주로 꺼주는 치자시탕은 증상만으로도 처방할 수 있는 일반적인 약이다. 여기에 반하후박을 함께 처방했다. 기가 약한 사람에게 후박이라는 향기가 강한 약재를 써서 기를 돌려주며 물을 빼는 약이다. 환자가 식사도 제대로 못하고 밤낮을 바꿔 살면서 기력이 많이 떨어진 상태여서 이 처방을 함께 쓴 것이다.

다행히 환자의 회복 속도는 빨라서, 한 달 반 정도 한약을 복용하고 거의 완치되었다. 밖에 나가지 못해 병원에도 못 가고 양약도 먹지 않았던 것이 전화위복이 되었던 셈이다. 공황장애에 처방하는 약은 거의 신경안정제 종류인데, 이러한 약은 일시적으로 열을 눌러놓을 뿐이어서 장기 복용하면 오히려 열이 더 쌓이게 만들기 때문이다.

공황장애는 치료 시기가 중요하다. 초기에 빨리 치료를 시작하면 쉽게 나을 수 있지만 시기를 놓쳐 병세가 심해지면 치료하는 데 시간이 걸린다. 최악의 경우에는 더 큰 정신적 문제로 이어질 수도 있다.

40대 초반의 신영호 씨는 성실한 가장이었다. 컴퓨터 관련 사업을 하다가 화물 운반이 돈이 된다는 친구의 말을 듣고 빚을 내서 화물차를 샀다. 친구가 주선해준 덕분에 일이 끊이지 않았다. 주로 업소용 주방 기구를 운반해주는 사업을 했는데, 일을 시작하고 4개월 내내 한두 시간만 자고 일을 했다고 한다. 빚까지 내서 시작한 사업이라 불안한 마음에 무리하게 일을 받았던 것이다.

처음 증상이 나타난 것은 화물 운반을 시작한 지 4개월이 조금 넘었을 때였다. 운전을 하다가 깜깜한 곳에서 조명이 환한 곳으로 가면 정신이 혼미해졌다. 정신을 차리려고 해도 왠지 모를 불안감이 커지면서 운전을 제대로 할 수 없었다. 그 후 신경정신과에서 우울증과 공황장애 약을 처방받아 복용하기 시작했다.

한 달 정도 약을 먹었지만 상황은 나아지지 않았다. 그 상태로 운전을 계속하다가는 사고가 날 것 같아 한 달 정도 쉬었지만 낫기는커녕 증상은 더 심해졌다. 혼잣말을 자주 하고 앞뒤가 안 맞는 말을 횡설수설하는 일이 잦아졌다.

다시 병원을 찾아 MRI 검사를 했는데, 병원에서는 해마 부위가 찌그러져 있다며 뇌수막염이나 뇌 질환이 의심된다고 했다. 병원을 다녀온 후 증상은 더욱 악화되었다. 집 안에서도 돌아다니지 못해 한 곳에 가만히 서 있거나, 소변이 마렵다며 화장실만 들락거렸다. 헛것이 보이는지 옆에 누가 있다고 말하기도 하고, 누가 자신을 해치려고 한다며 두려워했다. 공황장애 약과 수면제를 꾸준히 복용하는데도 잠을 거의 못 자 체중이 10kg이나 빠졌다. 입맛이 떨어져 식사를 못하고 춥다며 이불을 뒤집어쓰고 지내는 시간이 많았다.

증상이 심해지면서 신영호 씨는 병원 가는 것을 거부하고 집에만 있었다. 애가 탄 가족들은 지푸라기라도 잡는 심정으로 한의원을 찾아 도움을 청했다. 병원에 안 갈 거라면 한의원이라도 가보자고 설득해 겨우 내원한 것이다.

일단 뇌에 가득 찬 열부터 끄는 것이 급했다. 열독을 푸는 기본 한약인 백호가인삼탕을 일반적인 경우의 2배 반 용량으로 처방했다. 열이 신장을 망가뜨려 수독이 쌓이면서 다른 한편으로는 피가 부족해 허열이 뜨는 상태여서 방기지황도 함께 처방했다. 방기지황은 수독을 빼면서 정서를 안정시켜주는 역할을 한다. 신영호 씨가 추워했던 것은 열 때문에 피가 마르고 물이 많이 생겼기 때문이다.

처방을 하면서도 내심 걱정이 많았다. 이미 증상이 심해져 약이 잘 듣지 않을 가능성이 있었기 때문이다. 초반에 반응이 없으면 이후 치료는 어려워질 수밖에 없다. 다행히 반응이 있었다. 10일 후 다시 내원했을 때는 많이 호전된 상태였다. 처음 내원했을 때만 해도 부인 외에는 말을 섞지 않았고 질문을 해도 눈을 마주치지 못하고 불안해하기만 했는데, 이제는 대화가 가능했고 표정도 한결 편안해 보였다. 추운 것도 많이 없어지고, 식사량과 자는 시간도 늘었다고 한다.

이후 약 2개월 동안 꾸준히 한약을 복용하면서 증상은 더욱 호전되었다. 대화도 무리가 없었고 환시幻視는 거의 없어졌다. 식사량은 더 늘었고 불면증도 많이 없어졌지만, 늘 무기력하게 누워서 지냈다. 여전히 사람 만나기도 두려워했다.

열독과 수독을 푸는 처방을 유지하면서 심장의 열이 극도로 많을 때 쓰는 황련아교탕과 어혈을 없애주는 계지복령을 추가한 후 상태는 조금 더 좋아졌다. 한 달 정도 한약을 더 복용하니, 여전히 누워 있는 시간이 많긴 하지만 TV를 보면서 웃기도 하고 가족들과 대화도 나누는 등 예전의 무기력함은 많이 사라졌다. 가끔 농담을 하기도 했다.

신영호 씨는 6개월 동안 한약 치료를 받고 증상이 많이 호전된 사례다. 환시까지 있을 정도로 증상이 악화될 대로 악화된 상태에서 내원한 것에 비하면 비교적 치료가 순조로운 편이다. 아직 다시 일을 할 정도로는 회복되지 않았지만 혼자서 산책을 나갔다 올 정도로 좋아졌다. 그 후 2개월 치료를 더 한 후 직장 생활로 복귀할 수 있었다.

ADHD를 치료하는 데 도움이 되는 생활 요법

ADHD는 열독이 주원인이기 때문에 열독을 가중하는 음식을 피하는 것이 가장 기본적인 생활 요법이다. 하지만 ADHD 아동들은 워낙 열이 많아 금방 배가 고파지고 스스로 행동을 제어하기가 어렵기 때문에 부모의 각별한 관심이 필요하다. ADHD를 치료하는 데 도움이 되는 생활 요법은 사실상 부모의 도움 없이는 불가능하다. 부모가 아이를 어떻게 지도하느냐에 따라 완치 시기를 앞당길 수 있는 것이다.

스마트폰을 지나치게 사용하지 않도록 한다

요즘 아이들은 유치원에 다닐 때부터 스마트폰에 빠져 산다. 산만한 아이들도 스마트폰을 쥐어주면 꽤 오랜 시간 집중해서 갖고 놀 정도로 스마트폰의 위력은 대단하다. 얼핏 보면 스마트폰이 집중력을 키워주는 것처럼 보일 수 있지만 사실은 정반대다. 스마트폰은 뇌를 필요 이상으로 자극해 오히려 주의력을 떨어뜨려 산만함을 가중시킨다. 하루에 시간을 정해놓고 그 시간만 스마트폰을 이용할 수 있도록 지도하는 것이 좋다.

단순하면서도 분명하게 말한다

산만한 아이라면 더욱더 소통에 주의해야 한다. 무언가를 이야기할 때는 복잡하지 않게 단순화시키는 것이 좋다. 한꺼번에 너무 많은 것을 이야기하면 아이가 힘들어 한다.

아이와 함께 규칙을 정한다

ADHD 아이들은 하루 계획을 세우고 그에 따라 생활하도록 지도하는 것이 좋다. 계획을 세울 때는 아이의 의견을 듣고 함께 작업해야 한다. '아침에 일어나 세수하기 → 아침밥 먹기 → 등교하기 → 집에 와서 손 씻고 숙제하기'처럼 하루의 일과를 정하고 그에 따라 규칙적으로 생활하도록 하면 과잉행동을 제어하는 데 도움이 된다.

열을 발산할 수 있는 운동을 시킨다

세계적인 수영 선수인 펠프스가 ADHD였다는 것은 많이 알려진 사실이다. 펠프스의 부모는 그저 산만한 펠프스에게 도움이 되었으면 하는 마음으로 수영을 시켰겠지만 펠프스의 숨은 재능을 발굴하고 ADHD를 치료하는 데도 도움을 준 신의 한 수였다.

ADHD 아이들은 열이 많기 때문에 수영처럼 열을 식혀주는 운동이 도움이 된다. 어떤 운동을 하든 땀을 흘리면 열이 빠지지만 ADHD 아이들에겐 손과 발을 쭉쭉 뻗어 발산하는 운동이 효과적이다. 근력운동처럼 손과 발을 모으는 운동은 효과가 덜하다. 발산하는 운동이면서 수영처럼 물과 함께할 수 있다면 금상첨화다.

공황장애를 치료하는 데 도움이 되는 생활 요법

공황장애는 열 중에서도 특히 심장열이 많아 생기는 질병이다. 심장열은 음식으로도 생길 수 있지만 마음의 상처나 스트레스가 직접적인 원인이 되는 경우가 많다. 질병이 발생하는 기전이나 증상이 '화병'과 유사하다. 공황장애를 화병의 일종으로 보아도 큰 무리가 없다. 공황장애는 열독만 풀어도 많이 좋아지지만 다음과 같은 적절한 생활요법을 병행하면 좀 더 빠르게 완치될 수 있다.

술과 카페인을 삼간다

열로 인한 모든 질병이 그렇듯이 열을 가중시키는 음식을 피해야하지만 특히 술과 카페인은 꼭 끊어야 한다. 공황장애 환자들은 종종술에 의존하는 모습을 보인다. 술을 마시면 알코올 성분에 의해 긴장이 풀리면서 불안감이 줄어들기 때문이다. 하지만 술의 효과는 일시적이다. 불안할 때마다 술에 의지하면 알코올 의존증으로 발전할 수도 있다. 뿐만 아니라 술을 마신 후에는 위장장애, 두통, 피로감, 구역감 등 숙취 증상이 나타나고, 이로 인해 공황 발작이 일어날 수 있으므로 주의해야 한다.

커피를 비롯한 카페인이 들어간 음료도 좋지 않다. 카페인은 심장을 빨리 뛰게 만든다. 일반인들은 심장 박동 수가 조금 빨라져도 큰 문제가 없지만 공황장애 환자는 그로 인해 발작이 일어날 수 있으므로 자제하는 것이 바람직하다.

심호흡을 자주 한다

호흡만 잘해도 마음이 편안해지고 불안감을 덜 수 있다. 호흡은 몸속에 있는 열을 배출하는 데도 도움이 된다. 숨을 들이마실 때 폐로 들어간 시원한 공기가 온몸을 돌며 열을 식히고, 다시 숨을 내쉴 때 더운 열기를 밖으로 내보내기 때문이다. 공황장애 환자들은 원래 열이 많은데, 어떤 이유에서든 열이 갑자기 확 오를 때 심장이 두근거리고 호흡이 잘 안 되는 증상이 나타날 수 있다. 따라서 평소 깊은 심호흡을 하는 연습을 해두면 공황장애 증상이 나타날 때 도움이 된다.

평소 정확하게 판단하는 연습을 한다

대부분의 사람들이 판단 오류를 범하며 산다. 하물며 공황장애가 온 상태라면 잘못된 판단을 하기가 매우 쉽다. 공황장애 증상은 처음 나타난 후 10분 즈음 최고조에 달하고 보통 20~30분 정도 지속된다. 아무리 길어도 1시간을 넘기는 경우는 극히 드물다. 그럼에도 호흡 곤란과 같은 증상이 나타나면 '이대로 가면 죽을 거야'와 같은 극단적인 생각을 하게 된다. 평소 생각과 감정에 치우쳐 현실을 왜곡하지 않도록 노력하는 연습이 필요하다.

생각의 오류를 바로잡는 방법은 여러 가지다. 전문가의 도움을 받으면 좀 더 효과적으로 생각의 오류를 잡을 수 있지만, 부정적인 생각을 멈추려는 노력만으로도 상황을 최악으로 몰고 가지 않을 수 있다.

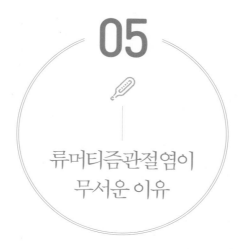

05

류머티즘관절염이
무서운 이유

류머티즘관절염은 열독, 퇴행성 관절염은 수독

뼈와 뼈 사이에서 완충 역할을 하는 관절도 나이가 들면 늙는다. 원래 관절은 관절주머니와 그 안에 채워져 있는 윤활액으로 구성되어 있는데, 윤활액의 95%는 물이고 나머지 5%가 미끌미끌한 성질을 가진 진액, 즉 히알루론산과 루부리신 성분이다.

관절 윤활액은 수분과 진액이 적절한 비율을 유지하고, 일정한 주기로 교체되어야 한다. 그런데 신장이 약해 수분대사가 원활하지 못하면 관절 안의 수분이 빠져나오지 못하고 고여 있으면서 수독이 생긴다. 이 수독으로 인해 관절이 완충 역할을 제대로 하지 못하면 염증과 통증이 발생하는 것이다. 이렇게 퇴행성 관절염은 수독이 쌓여 발생하는 병이다.

그런데 류머티즘관절염은 양상이 다르다. 수독이 아닌 열독이 주원인이기 때문이다. 류머티즘관절염은 우리 몸의 면역체계가 스스로를 공격하는 자가면역질환의 일종이다. 자가면역질환은 열독 중에서도 간열이 극성을 부릴 때 주로 나타난다.

우리 몸에 나쁜 세균이나 물질이 들어왔을 때 선봉에 서서 물리치는 역할을 하는 장기가 '간'인데, 간에 열이 많으면 필요 이상으로 활성화되면서 멀쩡한 정상 세포까지 공격하는 것이다. 관절의 윤활액을 감싸고 있는 활막의 정상 세포를 공격해 망가뜨리고, 그로 인해 죽은 세포들이 염증으로 변해 열과 함께 온몸을 돌아다니며 관절이란 관절을 다 손상시키는 병이 류머티즘관절염이다.

류머티즘은 '흐른다'는 의미를 가진 고대 그리스어 '류마rheuma'에서 유래했다. 나쁜 액체가 몸속을 돌다가 어디선가 머물면 그곳의 관절이나 근육이 아프다고 생각한 것이다. 어원만 보면 수독과 가까워 보이지만, 결과적으로 류마가 온몸을 돌아다니게 만드는 것이 열이기 때문에 류머티즘관절염은 열독으로 인한 질병으로 보는 것이 옳다.

만성화되면 열독과 수독을 함께 풀어야

류머티즘관절염 진단을 받으면 사형 선고라도 받은 듯이 절망하는 분들이 많다. 아마 관절이 기이하게 변형되는 모습을 떠올리기 때문일 것이다. 하지만 관절 변형은 아주 오랫동안 류머티즘관절염을 방치했을 때 나타나는 증상이다. 적절한 치료를 하면 아무 문제없이 일상생활을 영위할 수 있다. 특히 초기에 류머티즘관절염의 원인인 열독을 잘 풀어주면 완치도 가능하다.

이미영 씨가 류머티즘관절염 진단을 받은 것은 3년 전인 37세 때였다. 처음에 무릎이 아파 병원을 찾았다가 류머티즘관절염 진단을 받고, 류머티즘약과 스테로이드제를 함께 복용했다. 통증의 강도는 완화되었지만 시간이 갈수록 무릎 관절뿐 아니라 어깨, 손목, 손가락 등으로 통증이 발생하는 부위가 늘어났다. 통증이 일상화되면서 소화도 안 돼 자주 체하곤 했다. 꾸준히 양약을 복용해도 통증이 사라지지 않자 한약으로 고쳐보고 싶다며 내원했다.

환자를 살펴보니 간열, 심장열이 특히 많아 열독과 어혈을 풀어주는 한약을 보름치 처방했다. 보름 후 내원한 환자는 통증이 많이 없어졌다며 좋아했다. 한약을 복용하면서 기존에 먹던 스테로이드제를 끊었는데도 통증이 완화되자 한방 치료에 대한 기대치가 한층 높아졌다. 환자의 상태를 보니 류머티즘약까지 끊어도 큰 문제가 없을 것으로 판단되었다. 한 달 후 내원한 환자의 표정은 더 밝아져 있었다.

"양약을 모두 끊고 이삼일 동안은 온몸의 관절이란 관절은 다 아파 겁이 났어요. 그런데 이후 서서히 통증이 없어지더니 지금은 예전의 통증에서 70~80% 정도가 줄었어요."

이미영 씨는 무릎 관절, 장골, 어깨 관절 등 큰 관절 통증은 거의 사라졌고, 왼쪽 손목과 오른쪽 손가락 통증만 남았다고 했다. 비교적 호전 속도가 빠른 편이었다. 이후 열독을 푸는 한약을 두 달 더 복용하니 일상생활을 하는 데 지장이 없을 정도로 통증이 사라졌다.

50대 중반의 최미자 씨는 류머티즘관절염을 오래 앓아 손가락, 발가락이 변형된 환자였다. 10여 년 전에 진단을 받았고, 계속 양약을 복용했음에도 관절이 변형되고 통증이 심해 오래 서 있을 수조차 없어 한의원을 찾았다. 원래 양쪽 발에 무지외반증이 있었는데, 류머티즘관절염을 앓으면서 더욱 심해졌다.

튀어나온 엄지발가락 통증이 극심했고 둘째 발가락과 셋째 발가락이 넷째 발가락 위로 올라가는 기형이 진행된 상태였다. 손가락 관절도 많이 변형되어 한눈에 봐도 손가락이 많이 굽어 있었다.

류머티즘관절염은 열독으로 시작하지만 오래 진행되면 수독이 함께 쌓인다. 최미자 씨도 관절 통증과 함께 부종으로 고생하고 있었는데, 날씨가 흐리면 더 심해진다고 했다. 복진을 하니 아프다고 하는 것으로 보아 수독이 함께 있는 것으로 진단되었다. 간열이 심하고, 손발에 땀이 안 나고 온몸이 건조할 정도로 열이 많으면서도 수독이 함께 있어 열독과 수독을 함께 풀어주는 처방을 했다.

열독과 수독을 푸는 데는 한약만으로도 충분하다. 하지만 최미자 씨는 통증이 워낙 심해 침 치료를 병행했다. 한 달쯤 지나면서 통증과 부종이 가라앉기 시작했고, 특히 오른발의 무지외반증이 많이 좋아지면서 넷째 발가락 위에 올라가 있던 발가락들이 제자리로 돌아오기 시작했다. 팔꿈치 관절에 수독이 뭉쳐 부종과 통증이 심하고 말랑말랑한 덩어리가 있었는데 부종과 통증이 감소하니 덩어리 크기도 눈에 띄게 줄었다.

워낙 오랫동안 류머티즘관절염을 앓아 변형된 관절이 정상화되기

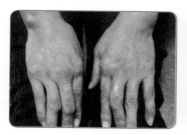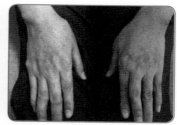

치료 전(왼쪽), 두 달 간의 치료 후(오른쪽)

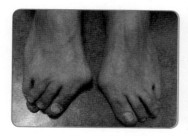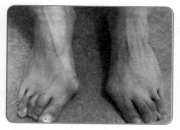

치료 전(왼쪽), 두 달 간의 치료 후(오른쪽)

그림3) 류머티즘관절염 치료 경과

까지는 오랜 시간이 걸릴 것으로 보인다. 하지만 치료한 지 두 달 만에 구부러졌던 관절이 많이 펴진 것은 상당히 고무적인 일이다. 최미자 씨는 손가락이 휘어 연필이나 젓가락을 잡기도 힘들었는데, 지금은 연필을 거뜬히 잡을 수 있다며 기뻐했다.

소아 류머티즘관절염, 열과 진액을 관리하라

류머티즘관절염은 30~40대 여성들에게 많이 발생한다. 여성 환자가 남성 환자에 비해 약 3배 정도 많은데, 왜 그런지는 아직까지 정확하게 밝혀지지 않았다. 면역체계 이상에 의해 만들어진 염증 세포를 여성호르몬이 활성화하기 때문이라는 견해가 있지만 추정일 뿐이다.

기본적으로 류머티즘관절염은 남녀노소 모두에게 생길 수 있는 병이지만 최근엔 10대와 10세 이전의 어린아이 환자도 늘어나는 추세다. 소아 류머티즘관절염 역시 열독이 주원인이지만 증상이 나타나는 부위와 경과에 있어 성인 환자들과 다른 양상을 보인다.

성인은 주로 손가락, 발가락과 같은 작은 관절에서 발생하는 데 비해, 소아들은 손목, 고관절, 무릎, 발목 등 비교적 큰 관절에서 발생한다. 또한 진행 속도가 빠르고 고열과 발진이 동반되며 림프절이나 간, 비장에 덩어리가 생기는 등의 전신 증상이 나타나기도 한다.

무엇보다 소아 류머티즘관절염을 적절히 치료하지 않으면 만성화되면서, 전신 혹은 국소적인 성장장애가 올 수 있다. 적당한 열은 성장 에너지로 사용되지만 지나친 열은 오히려 세포를 쪼그라뜨려 성장을 방해하기 때문이다. 소아 류머티즘관절염으로 내원한 아이들 대부분이 바짝 마르고 허약한 것은 결코 우연이 아니다.

소아 환자들은 열독을 끄는 동시에 열로 말라버린 진액을 보충해주는 치료를 병행해야 한다. 소아 류머티즘관절염을 진단받고 내원한 다섯 살짜리 여자아이가 있었다. 내원하기 전 6개월 동안 매일 밤 38도 이상의 고열에 시달렸다고 한다.

처음에는 백혈병을 의심했지만 병원을 전전하며 검사를 한 결과 최종적으로 소아 류머티즘관절염이란 진단을 받았다. 고열과 함께 관절이 벌겋게 붓곤 해서 그동안 스테로이드를 많이 썼는데, 어린아이에게 계속 스테로이드를 쓰는 것이 걱정되어 한의원을 찾았다고 한다.

우선 속열, 간열, 심장열을 풀어주는 한약을 처방했다. 그런데 일주일이 지나도 차도가 없었다. 통증은 완화되었는데, 밤에는 어김없이 열이 다시 올랐다. 심할 때는 41도까지 오른 적도 있었다고 한다. 아이 엄마는 한 시간에 한 번씩 열을 재느라 밤을 꼬박 새우기 일쑤였다.

성인 류머티즘관절염은 대부분 실열이 문제가 된다. 그런데 소아의 경우는 실열에 음허열이 더해지기도 한다. 낮에는 괜찮다가 저녁 혹은 밤에 열이 오르는 것은 전형적인 음허열의 형태다. 이 아이는 잦은 피검사로 진액이 부족해져 음허열이 발생한 것으로 판단되어, 실열을 잡으면서 동시에 진액을 보태주는 처방을 다시 했다. 새로 처방한 한약을 복용하면서 열이 내려가기 시작했고 2주 만에 음허열을 완전히 잡을 수 있었다.

이처럼 소아 류머티즘관절염은 성인과는 달리 열독을 푸는 것만으로는 부족할 수 있다. 아이의 상태를 정확하게 진단하고, 진액이 부족해 음허열이 발생할 경우 진액을 보태주는 치료를 해야 병도 잡고 성장의 걸림돌도 없앨 수 있다.

류머티즘관절염을 치료하는 데 도움이 되는 생활 요법

류머티즘관절염은 꾸준한 관리가 필요하다. 열독을 풀어 면역체계를 정상화하면 상당 부분 증상이 완화되는 것은 사실이지만 열독은 언제든 다시 생길 수 있다. 한편으로는 열독이 다시 쌓이지 않도록 주의하고, 다른 한편으로는 관절에 부담을 최대한 덜 주도록 노력해야 한다. 그래야 병을 효과적으로 치료하고 재발을 막을 수 있다.

정상 체중을 유지한다
정상 체중을 유지하는 것은 두 가지 의미에서 중요하다. 하나는 필요 이상의 열량을 섭취해 열독이 쌓이지 않게 하기 위함이고, 다른 하나는 체중이 많이 나가면 그만큼 관절에 부담을 주어 증상이 악화될 수 있기 때문이다. 열이 많으면 식욕이 증가한다. 양방 병원에서 통증을 조절하기 위해 사용하는 스테로이드도 식욕을 증가시키므로 적절하게 제어해야 한다.

적절한 운동을 꾸준히 한다

관절이 아프면 아무래도 움직이기가 힘들다. 하지만 통증이 심하다고 관절을 움직이지 않으면 더 굳어져 상태가 악화될 수 있으므로 적절한 운동을 해주는 것이 좋다. 류머티즘관절염 환자가 오랜 시간 움직이지 않으면 관절이 더 뻣뻣해져 고생하게 된다. 단, 통증이 심할 때는 무리하지 말고 휴식을 취하고, 어느 정도 통증이 가라앉을 때 적당한 강도로 운동해야 관절이 손상되지 않는다.

관절에 부담을 덜 주는 자세를 습관화 한다

여성에게 류머티즘관절염이 많이 나타나는 것은 여성의 관절이 남성보다 약한 탓도 있지만 주부들이 일상적으로 하는 집안일이 관절에 무리를 주기 때문이기도 하다. 쪼그려 앉아 음식 재료를 다듬는 일, 바닥에 무릎을 대고 걸레질을 하는 일, 빨래를 비틀어 짜는 일이 모두 관절에 무리를 준다. 손가락이나 손목을 많이 쓰는 일은 가능한 한 삼가도록 한다. 또한 나쁘지 않은 자세라 할지라도 장시간 같은 자세를 유지하면 관절에 부담이 되므로 가끔씩 의식적으로 자세를 바꿔주는 것이 좋다.

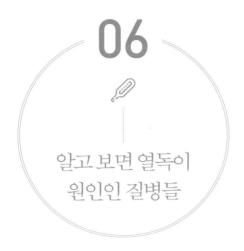

06

알고 보면 열독이
원인인 질병들

발달장애, 열이 과한 것이 원인

　성장을 하려면 열(에너지)이 필요하다. 그런데 열이 너무 많은 아이들은 정상적으로 성장하기가 어려울 수 있다. 열이 넘치면 활동량이 많아지고 잠을 잘 자지 못한다. 잠이 들어도 자주 깨니 제대로 성장하기 어렵다. 실제로 열이 많은 아이들 중에 발달장애로 고생하는 경우가 많다. 단순히 성장이 더딘 것에서 끝나지 않고 틱과 정서 불안까지 동반되는 경우가 있어 부모들의 걱정이 클 수밖에 없다.

　발달장애는 선천적 혹은 후천적 요인에 인한 대뇌 손상이 원인이라고 알려져 있다. 하지만 발달장애가 의심되거나 진단받은 아이들 중에 대뇌에 큰 문제는 없는데 단지 열이 많아 발달이 더디고 정서가 불안정한 경우가 많다. 엄밀하게 따지자면, 이런 아이들은 발달장애가 아닌 발달지연으로 구분하는 것이 맞고 발달지연은 열만 꺼주면 얼마든지 호전될 수 있다.

준희는 대학병원에서 발달지연 진단을 받고 내원한 6세 남자아이였다. 원래 그 또래 아이들이 부산하지만 특히 더 산만했다. 잠시도 가만히 못 있고, 끝없이 자기 이야기만 늘어놓았다. 이야기라기보다 그냥 의미 없이 내뱉는 혼잣말에 가까웠다. 워낙 부산하게 움직여서인지 땀도 많이 흘리고 잠도 잘 못 자 바짝 마른 상태였다. 6세인데도 체중이 14kg에 불과했다. 또래 남자아이의 평균 체중이 20kg 수준임을 감안하면 심각한 체중 미달이다.

열이 많은 아이들은 위에 열이 많아 비교적 밥은 잘 먹는 편인데, 준희는 밥은 잘 안 먹고 물만 마신다고 했다. 너무 열이 많아 위장이 말라버린 것으로 보였다. 그러다 위장 상태가 좋아지면 한꺼번에 왕창 먹고, 다시 안 먹기를 되풀이했다.

가끔씩 열성 경련(열 경기)도 했다. 열성 경련은 9개월부터 5~6세 아이에게 주로 나타나는 증상으로, 열이 나면서 경련을 일으키는 증상을 말한다. 열성 경련 역시 열독이 원인이다. 준희에게 나타나는 거의 모든 증상들이 열독을 가리키고 있었다. 증상은 다양해도 원인은 하나여서 열독을 푸는 것이 급선무였다.

속열을 끄면서 진액을 보충해주는 백호가인삼탕, 허열을 꺼 잠을 잘 잘 수 있게 도와주는 치자시탕, 간열을 끄면서 위장의 진액을 보태주는 소시호탕을 처방했다. 효과는 바로 나타났다. 한약을 이틀 복용하자 부산했던 아이가 한결 얌전해졌다. 매일 흥분 상태이던 아이가 조용해지니, 부모는 안정되었다고 생각하는 것이 아니라 기운이 없어 처진다고 걱정했다. 한약이 아이에게 잘 맞는 것이라 이해시키고 계속 한약을 먹게 했다.

2주 후 아이는 더 이상 치료가 필요 없을 정도로 증상이 호전되었다. 준희가 다니던 센터에서도 깜짝 놀랐다고 한다. 언어치료, 놀이치료 등 감각 치료를 하는 센터였는데, 2주 동안 무슨 일이 있었기에 아이가 이렇게 차분해졌느냐며 놀라워했다.

사실 준희는 한의원에서도 놀랄 정도로 경과가 빨랐다. 보통 두세 달은 치료해야 호전되는데, 2주 만에 거의 완치에 가깝게 좋아지는 경우는 드물다. 부산하고 열성 경기를 일으키긴 했지만 양약을 복용하지 않았기에 열독이 쉽게 풀렸던 것으로 추측된다. 보통 열성 경기를 하면 예방 차원에서 간질약을 처방하는 경우가 있는데, 이 간질약은 열을 끄지는 못하고 일시적으로 눌러만 놓는 것이어서 오래 복용하면 열독이 더 심해질 수 있다. 잔뜩 억눌려 있는 열독을 풀려면 시간이 많이 걸린다.

샤르코 마리 투스 증후군도 호전될 수 있다

샤르코 마리 투스 증후군은 삼성 그룹의 창업주 가문에 대대로 내려오는 유전병으로 이름을 알렸다. 그런 배경이 없었다면 대부분의 사람들이 몰랐을 정도의 희소병이다.

샤르코 마리 투스 증후군은 유전자 이상에 의해 생기는 병인데, 말초신경이 손상돼 근력이 약해지고 근육이 위축돼 팔다리가 가늘어지며 손발이 변형되는 증상이 나타난다. 하지만 모든 환자의 증상이 똑같지는 않다. 유전자의 이상 정도에 따라 거의 정상에 가까운 상태를 유지할 수도 있고, 아주 심하면 잘 걷지 못해 다른 사람의 도움이 필요하거나 휠체어를 타야 할 수도 있다.

안타깝게도 샤르코 마리 투스 증후군은 완치가 어렵다. 한의학적 관점에서 보면 유전자가 돌연변이를 일으키는 것은 열독 때문이다. 이미 변형된 유전자를 정상으로 복구하는 것은 불가능하다. 하지만 더 이상 열독이 쌓이지 않도록 하면 증상이 나타나지 않거나, 나타나더라도 더 이상 진행되는 것을 막을 수 있다.

중학교 2학년인 병혁 군은 샤르코 마리 투스 증후군 환자였다. 3년 전에 증상이 처음 나타났고, 시간이 지날수록 근육이 위축돼 조금만 움직여도 피로를 많이 느꼈지만 그럭저럭 일상생활을 해나갈 수 있었다고 한다. 그런데 2주 전쯤 다리가 마비되고 정신까지 혼미해지는 증상을 겪은 후 좀 더 적극적으로 병을 치료하고 싶다며 한의원을 찾았다.

서양의학에서는 이 병의 근본적인 치료법이 없다고 본다. 다만 꾸준한 운동과 재활 치료로 위축된 근육을 풀어주고 더 이상 위축되지 않도록 하는 것이 최선이다. 병혁 군은 그동안 불편한 몸으로도 꾸준히 태권도를 했다고 한다. 그럼에도 근육, 특히 발을 지탱하는 아킬레스건이 너무 단축되어 아킬레스건을 일부 끊는 수술을 하기도 했지만 증상은 나아지지 않았다. 그래서 혹시라도 한방 치료로 고칠 수 있을까 싶은 마음에 한의원을 찾은 것이다.

앞에서도 이야기했지만 이 병의 근본 원인은 열독이다. 열독이 유전자를 변형시키고, 변형된 유전자가 계속 열을 받으면 말초신경이 손상되면서 증상이 나타난다. 또한 열이 많으면 고기가 불에 익을 때 쪼그라들듯이 근육과 인대 등이 위축되기도 쉽다.

결국 샤르코 마리 투스 증후군은 열병이고, 열을 다스려야 진행을 막을 수 있다. 병혁 군도 열이 무척 많았다. 대변을 하루에 한 번 보기는 하지만 토끼 똥처럼 수분이 거의 없었다. 수술을 했음에도 아킬레스건이 여전히 당겨 늘 발뒤꿈치를 들고 있어야 했다. 아킬레스건을 단축시킨 열을 없애는 근본 치료가 아니므로 수술을 해도 소용이 없었던 것이다.

속열을 끄는 백호가인삼탕을 보통 사람들의 3배 용량으로 썼다. 이와 함께 몸이 허약해 배가 아프고 사지가 저리고 아프며 손발바닥에서 열이 나고 입이 마를 때 쓰는 소건중탕, 그리고 정서를 안정시켜주는 계모를 함께 처방했다.

약 3달 한약을 복용한 후 증상이 많이 호전되었다. 근육이 위축돼 10분 이상 서 있지 못했는데, 1시간 정도는 무리 없이 버틸 수 있을 정도로 힘이 생겼다. 잠도 많이 줄었다. 근육이 위축된 상태에서 무리하게 움직이다 보면 다른 사람들보다 피로를 두 배 이상 느끼기 마련이다. 그래서인지 병혁 군은 학교에서 돌아오면 내내 잠만 잤다. 평균 11시간 이상을 잤는데, 한약을 먹고 8~9시간으로 수면 시간이 줄었다.

가장 문제가 되었던 발뒤꿈치도 많이 좋아졌다. 처음에는 거의 까치발 수준으로 들고 있었는데, 바닥에 대고 버틸 수 있는 시간이 제법 늘었다. 그러다 힘들면 잠시 발뒤꿈치를 들기는 했지만 예전보다 걸음걸이가 한결 자연스러워졌다.

증상이 많이 호전되었지만 병혁 군은 앞으로도 계속 열독이 쌓이지 않도록 주의해야 한다. 그러면서 힘들더라도 운동을 꾸준히 하면 큰 문제없이 일상생활을 할 수 있을 것으로 기대한다.

혈뇨, 신장의 열을 끄면 낫는다

혈뇨는 소변에 피가 섞여 나오는 증상이다. 소변은 우리 몸의 건강 상태를 반영하는 바로미터다. 소변에 피가 섞여 나왔다는 것은 좋은 신호가 아니다. 우리 몸 어딘가에 이상이 생겼다는 것을 알려주는 경고라 봐야 한다.

혈뇨는 신장에 열이 있을 때 나타나는 경우가 많다. 장기 중 제일 열에 약한 신장이 열에 의해 손상되면 소변에 피가 섞여 나올 수 있다. 눈으로 혈뇨를 확인할 수 있으면 그나마 다행이다. 직접 혈뇨를 확인하면 경각심을 갖고 병원을 찾아 검사를 하고 적극적으로 치료하기 때문이다. 하지만 눈으로는 보이지 않고 현미경으로 봐야 볼 수 있는 혈뇨라면 알아차리기가 어렵다.

눈으로 보이는 혈뇨든, 현미경으로만 확인할 수 있는 혈뇨든 다 신장에 열이 있다는 증거다. 신장암, 방광암 등 심각한 질병이 있는 것이 아니라 열로 인해 신장이 조금 손상되거나 기능이 약해진 정도라면 열독을 풀어주고 신장을 촉촉하게 해주면 대부분 낫는다.

평소에는 괜찮다가 농구만 하면 혈뇨가 나오고 그날 밤에는 꼭 귀신 나오는 꿈을 꾼다는 남학생이 내원했다. 귀신이 나타날까봐 침대 밑에 칼을 놓고, 스님이 염불하는 소리를 녹음한 CD를 틀어놓고 잠을 잔다고 했다. 고등학교 2학년인 우석 군이었다. 한눈에도 얼굴이 붉고 열이 많아 보였다. 아니나 다를까 가슴을 눌러보니 아주 살짝 눌렀는데도 '억' 소리를 내며 힘들어했다.

심장열이 많은 사람들은 대부분 가슴을 누르면 답답해하고 싫어한다. 늑골 밑을 눌러보니 오른쪽은 답답했지만 왼쪽은 손가락이 쑥 들어갈 정도로 허했다. 이것은 간에 열이 있으면서 피도 부족하다는 것을 의미한다.

우석 군의 경우, 밥은 많이 먹는다고 했다. 원래 많이 먹으면 많이 배출하는 것이 정상인데, 겨우 이틀에 한 번 대변을 봤다. 그것도 변이 아주 딱딱했다. 소변은 하루에 2번 본다고 했다. 소변량이 극도로 적은 것은 진액의 손상이 크다는 것을 의미한다. 대변과 소변의 양상만 봐도 열독이 많이 쌓여 있음을 확인할 수 있었다. 운동을 심하게 해서 땀을 많이 흘리면, 진액이 더 많이 손상되니 혈뇨도 보고 심장이 허해져서 꿈에 귀신이 보이는 것이다.

우석 군은 신장에 열이 많지만 그 열은 신장 자체의 열이라기보다는 속열, 심장열, 간열이 신장에 모인 것이다. 그래서 속열을 끄는 백호가인삼탕, 심장열을 끄는 황련아교탕, 간열을 끄는 소시호탕과 함께 염증을 완화하는 배농산급탕 등을 처방했다.

한약을 두 달 복용한 후 붉었던 얼굴이 하얘지고, 농구를 열심히 해도 혈뇨가 나오지 않았다. 더 이상 귀신도 보이지 않았다. 한약을 복용하던 중 감기에 걸려 감기약을 먹고 혈뇨가 나온 적이 있는데, 이는 모든 양약은 신장과 간에 부담을 주기 때문에 일시적으로 나타났던 현상이다.

혈뇨가 멈추면서 빈혈 수치도 좋아졌다. 신장은 피를 깨끗하게 걸러 노폐물은 소변으로 배출하고 깨끗한 피는 우리 몸 필요한 곳으로 돌려보내는 역할을 한다. 그런데 신장이 열에 손상돼 피를 제대로 걸러내지 못하고 소변으로 피가 빠져나가니 빈혈이 생기게 되는 것이다. 신장열을 끄고 바짝 말랐던 신장에 진액을 더해줘 기능을 회복시켜주면 더 이상 피가 새지 않아 자연스럽게 빈혈이 없어진다.

현미경적 혈뇨는 치료가 더 쉽다. 현미경으로만 혈뇨가 보인다는 것은 아직 신장이 많이 손상되지 않았음을 의미한다. 양방에서 현미경적 혈뇨는 특별한 치료약이 없어서 정확한 원인이 발견되지 않으면 경과를 지켜보는 것으로 끝낸다. 하지만 현미경적 혈뇨 역시 열독이 원인이므로 적극적으로 열독을 풀어야 한다. 그래야 신속히 신장의 기능을 회복시킬 수 있다.

복막염에 걸린 고양이

반려동물 천만 시대라고 한다. 그런데 강아지나 고양이도 기본적으로 오장육부를 가진 포유류이기 때문에 사람과 치료 방법이 비슷하다. 열이 많으면 열을 꺼주고, 몸이 차면 따뜻하게 해주면 된다. 동물도 열이 많아 생긴 병은 열을 꺼주면 쉽게 낫는다. 오히려 사람만큼 신체 구조가 복잡하지 않아 한약이 잘 듣는 편이다.

복막염에 걸린 고양이를 치료한 적이 있어 간단히 소개하려고 한다. 이전에 집에서 키우는 개에게 한약을 먹여 치료한 적은 있었지만 다른 동물을 치료한 것은 그때가 처음이었다. 한의원에서 치료를 받는 우울증 환자가 있었는데, 키우는 고양이가 아프다고 연락이 왔다. 고양이가 죽으면 자기도 못 산다고 애원을 해 어쩔 수 없이 한약을 처방해준 것이다.

생후 6개월쯤 된 고양이였는데, 어느 날 40도 이상의 고열이 나면서 밥을 거의 먹지 않는다고 했다. 물도 안 마시려 들고, 시원한 우유를 주면 겨우 한 모금 먹을 정도였다. 원래 활발했던 성격이었는데 다른 고양이를 한 마리 더 데려오자 스트레스를 많이 받았던 모양이다. 이후 성격이 내성적으로 변하고, 아주 작은 소리에도 깜짝 놀랄 정도로 예민해졌다. 잠을 깊이 못 자고 잘 먹지도 못하니 체중은 계속 줄었다. 보통 고양이가 생후 6개월쯤 되면 체중이 2.5kg 정도 되는데 그 고양이는 1.5kg이 채 안 되었다.

동물병원에 데려가니 복막염이 의심된다며 치료 방법이 없다고 했다. 수액주사를 놔주고 스테로이드로 통증을 줄여주는 것이 최선이라 해서 그냥 집으로 데리고 온 후 고민하다 한의원에 도움을 청한 것이다. 환자의 요청을 거절하기 어려워 증상을 잘 들어본 후에 한약을 처방했다. 장의 염증과 농을 배출시키는 처방으로 충수돌기염에 자주 쓰는 대황목단피탕을 한 봉에 담아 아침저녁으로 2~3cc가량 먹이도록 했다. 강제로 먹여야 해서 약을 아주 진하게 달였다.

사람이나 동물이나 자신에게 필요한 약은 잘 먹는다. 신맛과 쓴맛이 강해서 먹기가 힘들었지만, 고양이는 조금 싫어하는 기색을 보이면서도 뱉어내지 않았다. 한약을 복용한 지 이틀째 되던 날, 고양이는 심한 설사와 함께 하얀 농이 둘둘 감긴 변을 보았다고 한다. 그러면서 열이 내리기 시작했고, 5일째에 접어들면서 열이 내리고 식욕도 약간 돌아왔다. 열이 심해 일어나던 경련도 거의 사라지고 설사도 멎었다. 더 이상 사료를 강제로 먹이지 않아도 될 정도로 호전되었고, 조금씩 애교도 부리기 시작했다. 한 달 후 고양이는 완전히 회복되었고, 주인의 사랑을 받으면서 건강하게 지내고 있다.

CHAPTER
04

열독을 예방하는
생활 습관

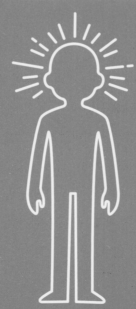

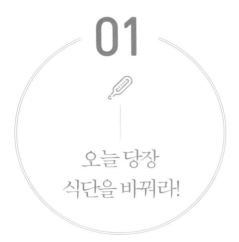

01

오늘 당장
식단을 바꿔라!

음식, 스트레스, 공해, 그중에 제일은 음식

열독이 쌓이는 원인은 다양하다. 우리가 매일 먹는 음식과 스트레스가 대표적 원인이지만 공해도 문제다. 원래 폐는 깨끗하고 시원한 공기를 들이마셔 몸안의 열기를 식혀주는 역할을 하는데, 공기 자체가 더러우면 그 역할을 제대로 하기 어렵다. 요즘에는 자동차 매연이 거리에 넘쳐나고 여름이면 에어컨, 겨울이면 난방기에서 뿜어내는 열기로 공기가 탁하고 습하다. 폐로 들어가 열기를 식혀주기는커녕 오히려 열을 가중하는 경우가 많다.

이처럼 열독이 쌓이게 하는 원인은 다양하지만 각 원인의 비중은 다르다. 어떤 원인이든 개인차가 있다. 똑같은 양의 음식을 먹어도 어떤 사람은 먹은 만큼 에너지로 소비해 열이 쌓이지 않는 반면, 어떤 사람은 먹어서 생긴 에너지의 절반이 남아돌며 열독으로 쌓인다. 스트레스도 마찬가지다. 같은 상황에 처해도 어떤 사람은 트라우마에 가까운 수준의 스트레스를 받고, 어떤 사람은 대수롭지 않게 넘긴다. 또 스트레스를 받아도 즉시 푸는 사람이 있는가 하면, 가슴 속에 담아두고 점점 더 스트레스를 키우는 사람들도 있다.

열독이 쌓이는 원인을 일반화하기는 어렵지만 여러 원인 중 가장 직접적으로 영향을 미치는 원인은 '음식'이다. 아무리 공해가 없는 깨끗한 환경에서 스트레스 받지 않고 산다 하더라도 음식을 절제하지 않고 먹고 싶은 대로 먹는다면 열독에서 자유로울 수 없다.

여기서 말하는 음식은 입으로 들어가는 모든 것을 말한다. 몸에 필요한 영양소를 섭취하기 위해 먹는 음식, 건강을 위해 먹는 건강보조식품 모두 몸으로 들어갔을 때 열을 내기 때문이다. 열을 다 소비하면 된다고 생각할 수도 있다. 하지만 쉬운 일이 아니다. 밥 한 공기(평균 약 300kcal)가 내는 열을 소비하려면 적어도 1시간 이상 빠른 걸음으로 걸어야 한다. 야식으로 먹은 치킨 몇 조각(한 조각의 열량은 200~250kcal 내외)의 열을 소비하려면 1시간 이상 전력 질주를 해야 할 정도다.

먹는 양도 문제이지만, 현대인들이 많이 먹는 가공식품에 들어 있는 독소나 다름없는 식품첨가물이 더 큰 문제다. 식품첨가물은 우리 몸이 해독하지 못하는 열독이다. 운동을 해도 땀으로 빠져나가지 않기 때문에 가능한 한 덜 먹으려 노력해야 한다.

음식에서 나는 열을 반만 줄여도 열독이 쌓이는 것을 예방하고 열독을 푸는 데 큰 도움이 된다. 전체 열독을 100으로 보았을 때 60 정도의 열독이 음식으로부터 생긴다고 봐도 무리가 없다. 나머지는 스트레스가 30, 공해가 10 정도여서 잘못된 식습관을 바로잡아 음식으로 인해 발생하는 열을 줄이는 것이 무척 중요하다.

하루에 필요한 만큼만 먹으면 걱정 없다

열은 곧 에너지다. 우리가 생명을 유지하고 활동하기 위해서는 열이 꼭 필요하다. 다만 하루에 필요한 만큼만 먹는 것이 아니라 너무 많이 먹어서 남아도는 것이 문제다. 하루에 필요한 열량을 알려면 우선 표준체중에 대한 개념이 필요하다. 표준체중이란 건강을 위해 가장 이상적인 체중이라 생각하면 된다. 표준체중을 구하는 방법은 여러 가지가 있지만 가장 간단한 공식은 다음과 같다.

$$표준체중(kg) = 키(cm) - 100$$

이 공식을 적용하면 키가 160cm일 경우 표준체중은 60kg이 된다. 요즘엔 이렇게 나온 체중에 다시 0.9를 곱해서 54kg을 표준체중이라 보기도 하지만 굳이 그렇게까지 하지 않아도 괜찮다. 위에서 제시한 표준체중만 유지해도 열이 넘쳐 병이 되는 일은 드물기 때문이다.

나의 표준체중이 얼마인지를 알았다면 하루에 필요한 열량을 계산하는 것은 쉽다. 표준체중에 체중 1kg당 필요한 열량을 곱하기만 하면 된다.

1일 필요 열량(kcal) = 표준체중(kg) × 체중 1kg당 필요 열량(kcal)

체중 1kg당 필요한 열량은 활동량에 따라 달라진다. 사무직처럼 활동량이 적을 때는 25~30, 영업직이나 외근이 잦아 활동량이 보통 수준이면 30~35, 운동선수나 노무직처럼 하루 종일 많이 움직이는 경우라면 35~40kcal가 필요하다. 따라서 표준체중 55kg의 사무직 종사자의 1일 필요 열량은 55×(25~30), 즉 1,375~1,650kcal이다.

1일 필요 열량은 연령에 따라 달라지기도 한다. 움직이지 않고 가만히 있어도 숨을 쉬고 생명을 유지하기 위해 필요한 에너지를 '기초대사량'이라고 하는데, 이것이 나이가 들수록 감소하기 때문이다. 보건복지부가 제정한 '2015 한국인 영양소 섭취 기준'에 따르면, 연령별 1일 필요 열량은 다음과 같다.

연령	남자	여자
6~8세	1,700kcal	1,500kcal
9~11세	2,100kcal	1,800kcal
12~14세	2,500kcal	2,000kcal
15~18세	2,700kcal	2,000kcal
19~29세	2,600kcal	2,100kcal
30~49세	2,400kcal	1,900kcal
50~64세	2,200kcal	1,800kcal
65~74세	2,000kcal	1,600kcal
75세 이상	2,000kcal	1,600kcal

표5) 연령별 1일 필요 열량(출처: 보건복지부)

자신이 하루에 섭취하는 열량을 알고 있는 사람은 드물다. 별로 많이 먹지 않는다고 생각하는 사람들도 막상 하루에 먹은 음식의 열량을 계산해보면 깜짝 놀라는 경우가 많다. 자기도 모르는 사이에 필요 열량을 훌쩍 웃도는 열량을 섭취하고 있기 때문이다.

요즘 편의점 도시락을 애용하는 분들이 많다. 값도 싸고 양도 푸짐해 혼밥족(혼자 밥을 먹는 사람)들이 즐겨 찾는데 그 열량 또한 엄청나다. 800~900kcal에 육박할 정도다. 여성들이라면 하루 종일 편의점 도시락 두 개만 먹고 아무것도 먹지 않아야 하루 필요 열량을 넘기지 않는다.

그뿐만이 아니다. 식당 음식의 열량도 만만치 않다. 자장면 한 그릇이 800kcal, 오므라이스, 새우볶음밥, 김치볶음밥 등이 약 700~750kcal, 보양식으로 먹는 삼계탕은 900kcal가 넘는다. 간식으로 먹는 과자, 빵, 아이스크림 등의 열량도 엄청나다. 웬만한 스낵 한 봉지 열량도 500kcal 수준이다. 웬만한 식사 한 끼와 맞먹는다.

음식명	1인분 중량(g)	1인분 열량(kcal)
돼지고기 수육	300	1,206
감자탕	900	960
돼지갈비구이	350	941
삼계탕	1,000	918
해물크림소스 스파게티	500	918
잡채밥	650	885
잣죽	700	874
크림소스 스파게티	400	838
간자장	650	825
삼선 자장면	700	804
훈제오리	250	797
자장면	650	797
제육덮밥	500	782
잡탕밥	750	777
볶음밥	400	773
해물덮밥	700	772
꼬리곰탕	700	766
치즈돈가스	250	755
김치볶음밥	500	755
떡라면	700	743

표6) 외식 메뉴 열량(출처: 식약처)

필요 이상의 열량을 섭취하지 않으려면 평소 먹는 음식의 열량을 확인하는 습관을 들여야 한다. 다행히 요즘에는 열량 표기가 의무화되면서 가공식품은 말할 것도 없고, 식당에서 파는 음식이나 카페에서 파는 음료도 열량을 표기하는 경우가 많으므로 마음만 먹으면 그리 어렵지 않다.

아는 만큼 보이고, 보이는 만큼 행동하는 법이다. 얼마만큼의 열량을 섭취하는지 알게 되면 자연스럽게 경각심이 생기고, 그만큼 식사량을 줄이기도 쉽다. 물론 식습관이라는 것이 하루 이틀에 생긴 것이 아니라 알면서도 고치지 못하는 경우가 많지만, 자신의 현재 상태를 제대로 아는 것이 불필요한 열을 줄이는 첫걸음인 것만은 분명하다.

같은 종류면 성질이 시원한 음식을

음식의 열량을 대략적으로 아는 것도 중요하지만, 이왕이면 음식의 성질까지 알면 더 효과적으로 열독이 쌓이는 것을 예방할 수 있다.

음양陰陽의 조화, 한열寒熱의 조화가 중요한 것은 진리다. 음식 역시 너무 차갑거나 뜨거우면 우리 몸에 들어갔을 때 탈이 나기 쉽다. 그래서 우리 선조들은 찬 음식을 먹을 때 성질이 따뜻하거나 뜨거운 음식을 곁들이고, 반대로 더운 음식을 먹을 때는 성질이 시원한 음식을 함께 먹었다.

하지만 몸에 열독이 많이 쌓였을 때는 가능한 한 성질이 뜨거운 음식을 피하는 것이 좋다. 같은 영양분을 함유한 음식 중에도 성질이 찬 것과 뜨거운 것이 있다. 이미 열독이 많은데 성질이 뜨거운 음식을 섭취하면 몸의 불균형 상태가 더 심화되므로 가능한 한 성질이 시원한 음식을 먹는 것이 바람직하다.

육류 중에서는 그나마 돼지고기가 서늘하다

육류 자체가 건강에 좋지 않다고 말하는 사람들도 있지만 육류의 지방이 문제일 뿐, 고기는 우리 몸에 필요한 필수 아미노산을 제공해 주는 좋은 음식이다. 하지만 모든 동물은 기본적으로 사람보다 뜨겁다는 것을 명심해야 한다. 일반적으로 소를 비롯한 네발 동물은 평균 체온이 38도를 넘고, 닭은 40도, 오리 등 날아다니는 조류는 42도를 넘는다.

이처럼 우리가 식용으로 하는 동물은 다 열이 많다. 그나마 성질이 시원한 것이 돼지고기다. 돼지고기를 찬 음식이라고 안심하고 먹기보다는 육류 중에서 상대적으로 성질이 시원하다고 보는 것이 올바른 판단이다.

오리는 불포화지방산이 많아 건강에 좋은 식품으로 알려져 있지만 성질은 무척 뜨겁다. 원래 날아다니는 조류는 네발 달린 포유류보다 체온이 높은 데다 지방도 많으니 당연히 열을 많이 낸다. 따라서 기가 약하고 몸이 찬 사람들에게는 건강식품이지만 열독이 많은 사람에게는 피해야 할 음식이다.

성질이 시원한 콩은 열을 끄는 데 좋다

영양이 풍부하면서도 성질이 시원해 열을 끄는 데 도움이 되는 대표적 음식이 콩이다. 콩에도 여러 종류가 있어 모든 콩이 시원한 성질을 갖고 있다고 단언하긴 어렵지만 대체적으로 성질이 시원하다고 봐도 무리가 없다.

두부와 된장의 원료로 쓰이는 대두는 확실히 시원한 성질을 갖고 있으므로 고기 대신 양질의 단백질을 섭취하면서 열을 끌 수 있다. 콩나물도 성질이 시원하고 물이 많아 열을 끄는 데 좋다. 검은콩은 신장에 진액을 도우면서 신장의 열독을 푸는 데도 탁월하다.

열 많은 사람에겐 쌀보다 보리가 좋다

곡류도 성질이 따뜻한 것과 시원한 것으로 나눠진다. 주식인 쌀은 성질이 따뜻하다. 이런 얘기를 하면 꼭 현미는 괜찮지 않느냐고 반문하는 사람들이 있다. 현미는 껍질을 덜 벗겨 영양분이 풍부한 것이지, 기본적인 성질은 백미와 동일하다. 곡류 중 성질이 시원한 것으로 따지자면 단연 '보리'다. 그래서 우리 선조들은 여름에 보리밥을 먹으며 더위를 식히곤 했다.

보리와 더불어 귀리도 성질이 차다. 귀리는 성질이 차고 식이섬유가 많아서 먹기도 힘들고 소화도 잘 안 된다. 예전에는 즐겨 먹지 않았으나 최근 건강식품으로 재조명되면서 찾는 사람들이 늘고 있다.

생선 중에서는 명태가 성질이 가장 시원하다

육류에 비해 생선은 상대적으로 열이 적다. 대사성 질환이 있는 중노년층에게 동물성 지방이 많은 육류보다 지방이 적고 양질의 단백질이 풍부한 생선을 권하는 것도 이 때문이다. 물론 생선 중에서도 등푸른생선은 지방이 많아 육류 못지않게 열을 내지만 대부분의 생선은 육류보다는 열이 덜 난다. 그중에서 명태는 성질이 가장 시원해 예로부터 해독약으로 쓰였다. 열독인 연탄가스를 마셔 정신을 못 차리는 사람에게 북어국을 먹이는 민간요법도 이와 맥을 같이 한다.

구분	성질이 따뜻한 음식	성질이 시원한 음식
곡류	쌀, 찹쌀, 좁쌀, 수수, 현미	보리, 밀, 메밀, 녹두, 팥
육류	소고기, 닭고기, 양고기, 개고기, 염소고기, 오리고기	돼지고기
채소류	호박, 순무, 생강, 부추, 마늘, 파, 고추, 고구마, 피망, 양파, 냉이, 쑥, 당근, 미나리, 무	배추, 양배추, 상추, 오이, 토마토, 가지, 양상추, 감자, 우엉
해산물	새우, 정어리, 장어, 미꾸라지, 연어, 조기, 잉어, 굴비, 해삼, 멸치, 꽁치, 고등어	북어, 해파리, 청어, 조개, 우렁, 게, 오징어, 문어
과일류	살구, 귤, 사과, 대추, 곶감, 복숭아, 매실, 호두, 은행, 모과	수박, 참외, 오이, 포도, 머루, 멜론, 파인애플, 배, 감, 바나나, 딸기, 자두

표7) 성질이 따뜻한 음식 vs 시원한 음식

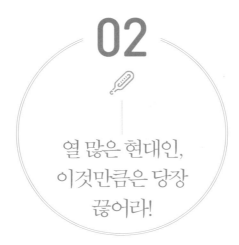

02

열 많은 현대인, 이것만큼은 당장 끊어라!

우유는 열독과 수독을 함께 부르는 위험 식품

아직도 많은 사람들이 우유를 완전식품이라 믿고 있다. 하지만 우유가 완전식품이 된 데는 거대 낙농업계의 마케팅이 한몫했음을 직시해야 한다. 한의학적 관점에서 보면, 우유는 완전식품이 아니라 열독과 수독을 한꺼번에 부르는 위험한 식품이다. 우유에는 생각보다 많은 동물성 지방이 포함되어 있는데 이것이 과도한 열을 내는 주범이다. 우유가 기본적으로 사람보다 체온이 높은 소에게 나온 것이어서 우유 단백질 역시 열이 많다.

무엇보다 우유는 송아지에게 최적화된 식품이다. 우유에 함유되어 있는 단백질과 성장에 필요한 영양소들은 송아지에겐 좋은 효과를 발휘하지만 사람에게는 맞지 않는다. 송아지에게 도움이 되었던 유청 단백질은 사람에게 과도한 열을 불러오는 독으로 작용하는 경우가 많다. 특히 흑인과 동양인은 5세 이후 유청 단백질을 소화할 수 있는 효소가 거의 사라지기 때문에, 성인이 되어서까지 우유를 계속 마시면 영양소는 흡수되지 않는 상태에서 불필요한 열만 가중하게 된다.

근육질 몸매를 위해 운동을 열심히 하면서 단백질 보충제를 먹는 사람들이 많다. 단백질 보충제의 성분이 유청 단백질인데, 이것을 먹고 열꽃이 피어 한의원을 찾는 환자들이 종종 있다. 열꽃의 원인이 유청 단백질이라 확신할 수 있는 것은 다른 변수가 없이 단백질 보충제만 먹은 상태에서 열이 올라 피부가 엉망이 되었기 때문이다.

아토피로 내원한 아이들도 대부분 우유에 민감하게 반응한다. 아토피를 오랫동안 앓아 피부가 코끼리처럼 두꺼워지고 진물이 흐를 정도였던 아이들도 우유를 끊으면 눈에 띄게 호전되는 경우가 많았다.

우유로 인한 열독이 피부에 나타나는 것은 그래도 다행스러운 일이다. 우리 몸이 스스로 살고자 속에 있던 열독을 피부를 통해 배출한 결과물이 열꽃이기 때문이다. 그 열독이 계속 안에 머물면 오장육부가 열에 의해 손상되고, 정상 세포가 상처 입고, 암과 같이 비정상적인 세포가 증식할 위험이 크다.

동물성 지방이 암을 유발할 수 있다는 것은 이미 잘 알려진 사실이다. 동물성 지방은 열을 많이 발생시킨다. 이 열이 간을 자극하면 콜레스테롤과 담즙산이라는 물질이 많이 생성되는데, 이 물질이 우리 몸안에 있는 세균들을 만나면 발암물질로 변하게 된다. 실제로 식단이 서구화되어 동물성 지방을 많이 섭취하면서부터 유방암, 자궁내막암, 대장암, 위암, 간암 등이 많이 발생하게 되었다.

그뿐만이 아니다. 열독이 많은 사람들은 대체적으로 골다공증에 걸리기 쉽다. 열이 뼈를 녹여 조직을 성글게 하기 때문이다. 그런데 우유를 마시면 골다공증의 위험이 더 커진다. 한의학적 관점에서는 우유가 워낙 열이 많은 식품이어서 의심의 여지가 없지만, 서양의학에서도 이를 입증한 연구 결과가 있다.

존스 홉킨스 의과대학 교수인 프랭크 오스키 박사는 우유를 많이 소비하는 나라에서 오히려 골다공증 발생률이 높다고 말한다. 우유에 칼슘이 많은 것은 사실이다. 하지만 우유를 고온 살균 처리하는 과정에서 칼슘의 성분이 변해, 아무리 많이 마셔도 흡수가 되기 어렵다. 또한 칼슘을 흡수하려면 유당(락토스)을 소화시킬 수 있는 '락타아제'라는 소화효소가 필요한데, 흑인과 동양인은 물론 백인 중에도 이 소화효소가 없는 사람들이 꽤 많다.

우유가 산성이라는 것도 문제가 된다. 프랭크 오스키 박사에 의하면 우리 몸은 약알칼리성인데, 산성인 우유를 계속 마시면 약알칼리 상태를 유지하기 위해서 뼈에서 칼슘을 빼내 혈액에 공급한다. 그러면서 뼈는 약해지고 골다공증이 생긴다는 것이다.

우유는 열만 과도하게 내는 것이 아니라 물이 많아 수독을 유발하는 원인이 된다. 열독만 있어도 신장이 약해져 수독이 생기기 마련이다. 그런데 열독과 수독을 함께 부르는 우유를 많이 마시면 심각한 수준으로 우리 몸의 균형이 깨지게 된다. 꼭 우유를 먹어야만 섭취할 수 있는 영양소가 있는 것도 아닌데, 굳이 우유를 먹을 필요가 있을까?

아토피를 앓는 아이라면 계란을 멀리하라

전 세계인이 즐겨 먹는 식품 중 하나가 계란이다. 값이 싸고 영양도 풍부해 식탁에 자주 오를 뿐 아니라 과자, 빵, 라면 등 가공식품의 주재료이기도 하다. 계란이 안 들어간 음식이나 가공식품을 찾기 어려울 정도다.

하지만 계란은 열이 아주 많은 음식이다. 몸이 냉한 사람은 괜찮지만 이미 열이 많은 사람에게는 열을 가중시킬 수 있으므로 조심하는 것이 좋다. 특히 열독이 심해 아토피를 앓고 있는 아이라면 더욱더 조심해야 한다.

2016년 10월 삼성서울병원은 소아 아토피피부염 환자의 알레르기 반응을 유발할 가능성이 큰 식품을 연구한 결과를 대한천식알레르기학회지AARD에 발표했다. 아토피와 알레르기는 서로 다른 질병이지만 알레르기가 아토피에 영향을 미칠 수 있고, 어린아이일수록 그 영향이 크다.

삼성서울병원은 소아 아토피피부염 환자 4,661명을 대상으로 알레르기 반응을 확인했는데, 그 결과 계란이 59.3%로 가장 높은 반응을 보였다. 다음으로는 우유(46.6%), 땅콩(32.2%), 밀(31.5%), 콩(28.1%), 메밀(23.7%)의 순서다. 물론 이 결과는 알레르기 반응 검사여서 실제로 알레르기가 나타나지 않을 수도 있지만 계란이 아토피에 좋지 않다는 것을 입증하는 결과인 것은 분명하다.

계란에서 알레르기를 일으키는 성분은 계란 흰자의 단백질 성분이다. 단백질 성분 중 오브알부민Ovalbumin과 오보뮤코이드Ovomucoid가 알레르기를 일으킨다. 이중 오브알부민은 상대적으로 열에 약해 익히면 알레르기 유발 효과가 약해지는데, 오보뮤코이드는 열에 강해 익혀도 별 차이가 없다.

일반적으로 계란 알레르기는 나이가 들면서 많이 완화되는 것으로 알려져 있다. 한 연구에 따르면, 유아 때 계란 알레르기가 있었어도 3세까지 50%가, 5세까지는 60~70%가 없어진다. 하지만 요즘에는 성인이 되어서도 여전히 계란 알레르기로 고생하는 사람들이 많다. 특히 성인 아토피 환자들 중에도 계란이 증상을 악화시키는 경우가 많으므로 조심하는 것이 좋다.

2017년 여름, 살충제 계란 사건으로 온 나라가 떠들썩했다. 닭에 기생하는 해충을 없애기 위해 사용하는 살충제 성분이 들어간 계란이 문제가 된 것이다. 살충제 성분이 검출된 계란을 회수하면서 일단 락된 것처럼 보이지만 계란의 안전성에 대해 의구심을 갖는 사람들은 여전히 많다.

꼭 살충제 성분이 아니어도 좁은 공간에서 닭을 키우기 위해서 많은 약물이 사용된다. 항생제와 성장호르몬이 대표적이다. 한의학에서는 자연스럽지 않은 모든 것을 '독'으로 본다. 닭에게 투여한 항생제와 성장호르몬은 계란으로, 그리고 우리의 몸으로 흘러들어온다.

이미 열이 잔뜩 쌓여 있는데, 우리 몸의 자연스러운 신진대사에 위협을 가하는 독소까지 가미된 계란을 섭취하면 건강한 사람에게도 좋을 것이 없다. 아토피를 앓고 있다면 더 말할 것도 없다. 계란이 들어간 음식이나 가공식품이 널려 있어, 아무리 주의해도 계란을 아예 먹지 않기란 불가능할 수 있다. 하지만 할 수 있는 선에서라도 계란을 최대한 멀리해야 열독으로 인한 증상이 악화되는 것을 막을 수 있다.

빵, 과자, 맛있을수록 위험하다

요즘에는 먹기도 편하고 맛도 좋다는 이유로, 밥 대신 빵을 먹는 사람들이 많다. 과자도 많이 먹는다. 아이들뿐만 아니라 어른들도 과자의 유혹에서 자유롭지 않다. 빵과 과자 모두 현대인의 건강에 해를 끼치는 주범이다. 특히 열독이 많이 쌓인 사람은 꼭 끊어야 할 음식 중하나다.

빵과 과자 모두 밀가루를 주재료로 만들어진다. 밀가루 자체는 성질이 시원해 열이 많은 사람에게 나쁘지 않다. 문제는 밀가루 가공 방식이다. 밀가루를 만들 때는 오래 저장하기 위해 방부제를 넣고, 상품성을 높이기 위해 표백제를 다량 투여한다. 가공 과정에서 밀 본연의 시원한 성질은 사라지고, 표백제와 방부제로 독성이 강해진다. 마트에서 파는 빵이 한 달 후에도 썩지 않았다는 얘기들이 떠돈다. 이런 음식이 좋을 리가 없다.

　밀가루만 문제가 아니다. 빵과 과자를 만들 때는 설탕, 버터, 소금이 많이 들어간다. 빵을 만들 때 사용하는 설탕과 버터의 양은 가공할 수준이다. 밀가루와 거의 동일한 양이 들어간다. 과자도 다르지 않다.

　설탕과 버터는 열을 많이 내는 대표적 식품이다. 설탕은 정제를 거쳐 색깔이 흰색에 가까울수록 더 많은 열을 더 빨리 낸다. 우유의 고농축 지방으로 만든 버터는 설탕보다 훨씬 더 많은 열을 내는 고열량 식품이다. 식빵 한 쪽이 100kcal, 탁구공만한 찹쌀 도넛이 230kcal, 단팥빵 280kcal, 카스텔라 한 조각이 370kcal에 달한다. 빵과 과자를 끊지 못하면 다이어트에 절대 성공할 수 없다는 말은 결코 빈말이 아니다.

　설탕과 버터 못지않게 많이 들어가는 재료가 우유와 계란이다. 이미 앞에서 설명했듯이 우유와 계란은 열을 가중하고 알레르기 반응을 일으킬 수 있는 음식이다. 설탕과 버터만으로도 많은 열을 내는데 우유와 계란까지 더해지니 빵과 과자는 열의 종합세트라고 해도 과언이 아니다.

식품첨가물도 문제다. 빵과 과자를 만들 때는 설탕과 버터 외에도 다양한 식품첨가물이 들어가는데, 이 식품첨가물은 열독 중에서도 치명적인 열독이다. 소금 역시 많이 들어가는데 소금은 수분을 배출시키지 않고 몸안으로 끌어당기는 성질이 있다. 따라서 빵과 과자를 많이 먹으면 열독 외에도 수독이 함께 쌓이게 된다.

빵과 과자 중 뭐가 더 좋고 나쁘고를 따지기 어렵지만 과자에 식품첨가물이 더 많이 들어간 것은 사실이다. 설탕, 소금, 버터 범벅에 기름으로 튀겨낸 것들이 많으니 그야말로 열독 덩어리다. 과자의 강한 중독성은 식품첨가물이 만든 결과물이다. 몸에는 나쁘지만 입에서는 자꾸 끌어당기므로 어지간해서는 끊기가 어렵다. 하지만 건강을 위해서는 아예 입에 대지 않는 것이 좋다.

요즘에는 건강빵에 대한 관심이 높아지고 있다. 표백제와 방부제를 사용하지 않는 우리 밀을 주재료로 쓰고 열을 많이 내는 설탕이나 버터, 식품첨가물을 최소화하거나 넣지 않은 빵들이 나오고 있다. 합성 이스트가 아닌 천연 이스트를 이용해 발효를 시킴으로써 최대한 자연에 가까운 빵을 만드는 빵집들이 늘어나는 추세다. 입에서 살살 녹지는 않겠지만, 이런 빵들이 열독을 가중시키지 않고 건강을 지켜주는 좋은 음식이다.

물도 때로는 독이 된다

몸에 열이 많으면 물이 당긴다. 시원한 물로 열을 식히려는 자연스러운 반응이다. 물이 당길 때 물을 마시는 것은 건강에 도움이 된다. 하지만 물이 당기지도 않는데 습관적으로 물을 마시는 분들이 많다. 특히 스스로 열 체질이라 생각하는 분들은 물을 마시면 열을 끄는 데 도움이 될 것이라 생각해 의식적으로 물을 많이 마시려고 노력하기도 한다.

물은 기본적으로 몸속의 열을 식히는 데 도움이 되지만 여기엔 전제조건이 있다. 신장이 건강해야 한다. 수분대사를 관장하는 신장이 정상적으로 기능할 때는 물을 마시면 그 물이 온몸을 순환하며 열을 식혀주고, 혈액의 노폐물을 걸러 피도 깨끗하게 만들어준다. 그런데 신장이 약해져 제 기능을 하지 못하면 물이 순환하지 못하고 몸에 쌓이면서 수독이 된다.

열독이 있는 사람들은 대부분 수독을 함께 가지고 있다. 열독이 제일 먼저 신장을 공격하기 때문이다. 신장은 그 어떤 장기보다 열에 약해 지속적으로 열에 노출되면 십중팔구 망가질 수밖에 없다. 열독으로 신장이 제 기능을 못하는 상태에서 마시는 물은 독이 된다는 것이다. 물이 열을 식히려면 순환이 잘되어야 하는데, 신장이 약하면 열은 식히지 못하고 몸속에 물만 쌓이게 된다.

열이 많아도 물이 당기지 않는다면 마시지 말아야 한다. 열이 많지 않다면 더 말할 것도 없다. 물이 당기지도 않는데 하루에 2리터의 물을 마셔야 한다는 건강 정보를 믿고 어떻게든 꾸역꾸역 마시려고 하는 것은 어리석은 행동이다.

게다가 국, 주스, 음료수, 차도 다 물이므로 주의해야 한다. 우리 몸이 필요로 하는 양을 넘어선다면, 어떤 형태로 섭취하든 다 독이 될 수 있으므로 갈증이 날 때만 물을 마시는 것이 바람직하다.

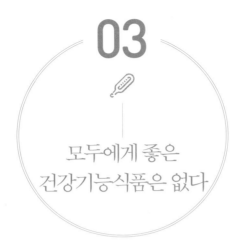

03

모두에게 좋은
건강기능식품은 없다

내 몸에 맞지 않으면 건강식품도 독이다

건강에 대한 관심이 높아지면서 건강보조식품을 꾸준히 챙겨 먹는
사람들이 많다. 사람들이 많이 먹는 대표적인 건강보조식품 중 하나
가 홍삼이다. 인삼에 비해 홍삼은 체질과 상관없이 누구나 먹을 수 있
는 건강식품으로 알려져 있다.

하지만 인삼이라고 다 똑같은 인삼이 아니다. 인삼은 어느 땅에서
자랐는지에 따라 성질이 달라진다. 중국에서 자란 인삼과 한국에서
자란 인삼의 공통점은 진액이 풍부하다는 것이다. 그런데 예로부터

고려인삼이 유명했던 것은 고려 땅에서 자란 인삼이 따뜻한 성질을 갖고 있기 때문이다. 그런 측면에서 보면, 중국에서 자란 인삼은 인삼으로서의 가치가 떨어진다.

먹을 것이 풍족하지 않았던 옛날 사람들은 열과 진액이 부족해 생기는 질병이 많았다. 그래서 고려인삼처럼 진액과 열을 모두 보하는 약이 명약이었다. 몸을 보한다는 의미의 보약이 귀히 여겨지게 된 것도 이런 배경을 갖고 있다.

인삼은 에너지가 부족한 사람들에게는 열(에너지)과 진액을 보충해 주는 좋은 건강식품이다. 하지만 고려인삼은 성질이 따뜻하기 때문에 열이 아주 많은 사람에게는 좋지 않다. 그런데 인삼을 쪄서 만든 홍삼은 인삼의 성질이 중화되었기 때문에 누구나 안심하고 먹어도 된다고 아는 사람들이 많다.

과연 그럴까? 어떤 음식에 열을 가하면 열이 중화되는 것이 아니라 더 많아진다. 실제로 많이 쓰는 한약재 중에는 생으로 쓸 때는 성질이 서늘하거나 찬데, 열을 가하면 따뜻하거나 뜨거워지는 것들이 많다. 예를 들어, 음과 혈을 보태주는 지황이라는 약재는 원래 성질이 서늘하다. 지황을 그대로 쓰면 생지황이라고 한다.

그런데 이 지황을 9번 쪄서 말리기를 반복하면(구증구포) 숙지황이 된다. 생지황과는 달리 숙지황은 성질이 따뜻하다. 열로 인해 성질이 변한 것이다. 그래서 같은 지황이라도 배가 냉한 사람에게는 숙지황을 쓴다. 생지황은 성질이 냉해 설사를 부를 수 있기 때문이다. 감초도 원래 성질이 서늘하므로 따뜻한 성질이 필요할 때는 덖어서 사용한다.

이처럼 열을 가하면 대부분 성질이 따뜻해진다. 따라서 인삼을 쪄서 열이 약해지고 성질이 중화된다는 것은 근거가 없는 말이다. 물론 이열치열 전법으로 열을 끌 수도 있다. 하지만 그러려면 열이 아주 극성이어야 하는데, 인삼의 열은 미온 수준에 불과하다. 따뜻한 성질에 열을 가하면 열이 많아지면 많아지지, 떨어지는 법은 없다.

결국 인삼이든 홍삼이든 열이 많은 사람에게는 좋지 않다는 의미다. ADHD 환자를 치료할 때의 일이다. 앞에서도 설명했듯 ADHD는 열독이 원인이므로 6개월 정도 꾸준히 열을 끄는 한약을 처방해 거의 완치시켰다. 산만하기 이를 데 없던 아이가 너무나도 차분해졌는데, 두 달 후쯤 도로아미타불이 되어 나타났다. 홍삼이 원인이었다. 아이가 허약한 것 같아 홍삼을 먹였다는 것이다.

열이 조금 있더라도 진액이 부족한 사람은 홍삼을 먹으면 도움이 된다. 기력이 부족하고 몸이 냉한 사람에게는 당연히 좋다. 하지만 ADHD 환자처럼 열이 많은 사람에게는 역효과가 날 수 있으니 조심해야 한다.

홍삼뿐만 아니라 모든 건강기능식품이 사람에 따라 약이 될 수도 있고 독이 될 수도 있다. 5가지 맛을 모두 갖고 있어 간장, 신장, 비장, 폐장, 신장에 모두 작용하는 오미자는 성질이 약간 따뜻한 편이다. 그래서 오장이 서늘한 사람에게는 약이 되지만, 열이 많은 사람에게는 이롭지 않다. 오미자는 열이 아주 많지는 않아 가끔 조금씩 먹는 정도는 괜찮지만 장복하면 탈이 난다.

피를 보태주는 하수오도 마찬가지다. 하수오는 당귀, 작약, 숙지황 등과 더불어 피가 부족할 때 쓰는 보혈약인데, 그중 하수오는 간과 심장, 신장이 허한 사람에게 좋은 한약재다. 하지만 성질이 따뜻해 간, 심장, 신장이 뜨거운 사람이 먹으면 더 뜨거워지므로 먹지 말아야 한다.

모두에게 좋은 건강기능식품은 없다. 그럼에도 다른 사람이 먹고 몸이 좋아졌다고 하면 무턱대고 따라서 먹는 분들이 수없이 많다. 홈쇼핑에서 만병통치약처럼 광고하는 건강기능식품을 사 먹기도 한다. 한마디로 위험한 행동이다. 우선 자신의 몸 상태를 정확히 알아야 한다. 내 몸을 알고 내 몸에 맞는 건강기능식품을 먹어야 건강에 도움이 된다.

내 몸에 맞는지 확인하는 방법

그렇다면 어떻게 하면 건강기능식품이 내 몸에 맞는지 알 수 있을까? 방법은 간단하다. 일단 먹어보면 알 수 있다. 단, 새로운 건강기능식품을 먹을 때는 모든 변수를 차단해야 한다. 평소에 늘 먹던 것 외에는 먹지 말고, 평소에 하던 일 외에 무리하게 일을 벌이지 말고,

심지어 감정 상태까지도 평소와 비슷한 상태에서 시험을 해야 한다. 평소와 비슷한 조건에서 건강기능식품을 추가했을 때 내 몸에 어떠한 변화가 일어나는지를 잘 살펴보자.

건강보조식품을 먹지 않았어도 평소보다 잠을 푹 자고 나면 몸이 좋아진 듯한 느낌이 든다. 더운 여름날, 땀 뻘뻘 흘리면서 추어탕을 먹었더니 몸이 개운해진 느낌이 들 수도 있다. 평소와 다른 조건들이 추가된 상태에서 건강보조식품을 먹으면 무엇 때문에 변화가 일어났는지 알기가 어렵다.

건강보조식품이나 새로운 음식을 먹었을 때 바로 반응이 나타나는 경우도 있지만 대부분은 시간이 걸린다. 건강보조식품은 의학적으로 효과가 검증된 약이 아니기 때문에 적어도 보름 이상은 꾸준히 먹어야 정확한 효과를 알 수 있다. 보름 이상 먹었는데도 아무런 변화가 없다면 굳이 먹을 이유가 없다.

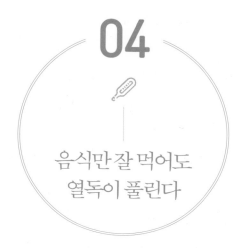

04

음식만 잘 먹어도
열독이 풀린다

음식이 곧 약이다

한의학에서는 '약식동원藥食同源'이라는 말이 있다. 우리가 매일 먹는 음식만으로도 충분히 질병을 치료하고 예방하는 약이 될 수 있다는 의미다. '밥이 보약'이라는 말도 많이 들어보았을 것이다. 이렇게 음식은 보약 이상의 역할을 한다. 단순히 기력을 보충해주는 것을 넘어 질병을 적극적으로 치료하는 약으로서의 역할도 얼마든지 가능하다.

실제로 한약재 중에는 우리 주변에서 흔히 볼 수 있는 음식 재료들이 많다. 일례로 '감맥대조탕'은 주로 심장에 허열이 떠서 감정 기복이 심해 정신이 나간 것처럼 보이는 증상에 처방하는 것인데 신경안정제와 같은 역할을 한다.

감맥대조탕은 감초, 밀, 대추로 만드는데, 대추와 밀은 우리가 평소에도 많이 먹는 음식이다. 감초는 음식이라기보다 약에 가깝지만 다른 약재들을 조화시키기 위해 소량만 쓰기 때문에 감맥대조탕의 주한약재는 밀과 대추라고 봐야 한다. 밀은 성질이 서늘해 열을 끄는 데 도움이 되고, 대추는 심장에 에너지를 넣어준다. 심장에 허열이 떴다는 것은 심장에 에너지가 부족해 음의 기운이 떨어졌음을 의미한다. 그래서 밀로 열을 꺼주는 한편 대추로 에너지를 넣어주는 것이다.

평범한 음식 재료로 만든 한약이지만 감맥대조탕의 효과는 뛰어나다. 8년 전쯤 아무 이유 없이 하루에 8시간 가까이 운다는 아이가 내원한 적이 있다. 다섯 살짜리 남자아이였는데, 밤낮을 가리지 않고 그렇게 3개월을 울어댔다고 한다. 특별히 아픈 데도 없고, 별일도 아닌데 느닷없이 울음을 터뜨리고, 한 번 울면 몇 시간이고 계속 울었다. 한의원에 왔을 때도 갑자기 울기 시작했다. 그저 아이가 정수기에서 물을 마시려 했고 엄마가 대신 물을 받아주었을 뿐인데 울음보가 터졌고, 이후 꼬박 2시간을 울었다.

아이는 심장에 허열이 떠서 감정 기복이 심한 것으로 판단되어 감맥대조탕을 처방했다. 일단 5일치를 주고 경과를 지켜보기로 했는데, 3일째 아이 엄마에게서 전화가 왔다.

"원장님. 아이가 이제 하루에 2시간밖에 안 울어요."

아이의 울음이 눈에 띄게 줄어드니 아이 엄마는 무척 신기한 모양이었다. 예상대로 심장 허열이 문제여서 감맥대조탕이 효과를 발휘한 것이다. 5일치를 다 먹고 일주일 치를 추가로 복용한 후 아이는 이유 없는 울음을 딱 멈췄다.

이처럼 평범한 음식도 충분히 훌륭한 약이 될 수 있다. 음식과 약은 사실 종이 한 장 차이다. 약이 되는 기준선이 '1'이라고 했을 때 1보다 적으면 음식, 1을 넘어가면 약이 되는 것이라 보면 된다. 따라서 몸에 좋은 약을 찾아 헤매지 말고 내 몸에 맞는 음식만 잘 먹어도 병을 예방하고 치료할 수 있다.

열을 끄는 데 도움이 되는 음식

열도 여러 종류다. 속에서 나는 열이 있고, 피부 가까이에서 나는 열이 있다. 건조한 열이 있는가 하면 습기를 머금은 열도 존재한다. 열의 종류와 성격에 따라 열을 꺼주는 음식도 조금씩 달라진다.

박하 薄荷

박하는 향기가 강한 식물이다. 박하사탕을 먹으면 싸한 매운맛이 느껴진다. 보통 매운맛을 내는 음식은 열을 내는 경우가 많은데, 박하는 성질이 서늘하다. 식물 전체에서 박하 향이 나며 주성분은 멘톨이다. 코가 막혔을 때 강한 향을 맡으면 코가 뚫리는 느낌이 든다. 실제로 박하의 향은 폐와 간에 작용해서, 목이나 코에 열이 나서 따가울 때 시원하게 열을 날려준다. 눈과 머리에 찬 열을 없애는 데도 좋다.

박하는 향이 강해 생으로 쌈을 싸 먹기는 힘들다. 주로 차로 마시거나 말려서 향기가 나는 용품에 이용하는 경우가 많다. 향기가 금방 날아가기 때문에 박하차를 만들 때는 물을 먼저 끓여 약간 식힌 후 박하 잎을 5~6장 띄워 마시면 된다.

우방자 牛蒡子

우방자는 우리에게 친숙한 뿌리채소인 우엉의 씨앗이다. 우리가 즐겨 먹는 뿌리 부분도 성질이 시원하지만 우엉의 씨앗 역시 맛이 맵고 성질이 시원해 열을 끄는 데 도움이 된다. 특히 폐와 위에 작용해 풍열로 인한 독을 없애고, 열독으로 인한 피부의 염증을 없애는 데 효과가 좋다.

위와 폐에 모두 작용하지만 폐에 더 크게 작용하기 때문에 폐와 기관지의 염증을 없애고, 가래와 기침을 없애는 데도 효과적이다. 편도선염과 목감기, 인후염 등을 치료하는 '은교산'이라는 약이 있는데 여기에도 우방자가 보조 재료로 쓰인다.

상엽 桑葉

상엽은 뽕나무의 잎을 말한다. 맛은 쓰고 달며 성질이 서늘해 열을 끄는 데 효과가 좋다. 심장, 비위, 대장, 방광, 폐, 간 등 오장육부에 두루두루 작용하지만 그중에서도 폐와 간에 주로 작용한다. 따라서 폐열을 내리고, 건조한 것을 촉촉하게 해주고, 풍열로 인한 독을 풀어준다. 간열에 의해 눈이 충혈되었을 때도 효과적이다. 혈당과 혈압을 내려주는 효과도 있어 당뇨병과 고혈압을 관리하는 데도 도움이 된다.

국화 菊花

국화는 향이 진하고, 맛은 맵고 달고 쓰며 성질이 시원하다. 강한 향이 폐와 간으로 들어가 풍열을 없애고, 간열로 인해 약해진 간 기능을 회복시켜준다. 또한 속열을 꺼주고 염증을 없애는 역할을 한다. 열이 눈으로 올라와 눈이 충혈되고 아플 때도 효과가 있다.

국화는 주로 차로 마신다고 알려져 있지만 우리 선조들은 봄에는 국화의 어린 싹(움싹)을 데쳐 먹었고, 여름에는 국화잎을 쌈 채소처럼 먹었고, 가을에는 꽃잎으로 화전을 부쳐 먹었다. 국화 꽃잎을 비롯한 식용 꽃잎들로 비빔밥을 만들어 먹기도 한다.

갈근 葛根

칡뿌리 말린 것이 갈근인데 맛은 달고 매우며 성질이 시원하다. 술을 마신 다음날 칡즙을 마시면 갈증이 가시는데, 이는 갈근이 술의 열로 달아 있는 위장을 식혀주기 때문이다. 갈근은 주로 폐와 위장에 작용해 피부, 위장, 근육에 생긴 습기와 열을 발산시켜준다. 단순히 열만 꺼주는 것이 아니라 근육에 진액을 보태 뻣뻣해진 근육을 풀어주면서 열을 내려준다.

갈근은 주로 차로 마신다. 하지만 칡뿌리를 생으로 즙을 내서 마셔도 효과가 있다. 다만 갈근차를 물처럼 너무 많이 마시면 수독이 쌓일 수 있으므로 진하게 달여 조금씩 먹는 것이 좋다.

포공영 蒲公英

포공영은 민들레 전체를 말린 것으로, 맛은 쓰고 달며 성질이 차다. 열독을 풀어 피를 맑게 해주는데, 특히 간열을 없애는 효과가 뛰어나다. 간이 좋지 않아 급성간염이나 황달이 생긴 경우나, 열이 많아 소변을 자주 보지 못하는 사람들에게 좋다. 열독으로 인해 생긴 종양을 없애는 데도 효과가 있다.

민들레에는 흰 꽃이 피는 종류와 노란 꽃이 피는 종류가 있다. 약이 되는 것은 흰 꽃이 피는 토종 민들레다. 노란 서양 민들레에 약효가 아예 없는 것은 아니지만 토종 민들레와는 차이가 있고 우리나라 사람들 체질과도 잘 맞지 않는다. 흰 민들레는 봄에 달래와 함께 겉절이로 만들어도 맛있다.

노회 蘆薈

노회는 알로에의 줄기를 말한다. 노회는 맛이 쓰고 성질이 차다.

간과 대장에 작용하므로 간이나 대장에 열이 많은 사람에게 좋다. 열이 많으면 변비가 생기기 쉽다. 이때 끈끈하고 물이 많은 알로에를 먹으면 열로 인해 딱딱해진 변이 물렁해지면서 쉽게 배출된다. 열독으로 인해 피부에 염증이 생겼을 때 발라도 증상이 한결 완화된다.

대두황권 大豆黃卷

대두황권은 밥상에 자주 올라오는 콩나물을 말한다. 국으로도 먹고 무침으로도 먹고 비빔밥으로도 먹는다. 이 흔한 콩나물은 물이 상당히 많고 성질이 서늘해 열을 끄는 데 효과가 좋다. 비위의 열뿐 아니라 신장의 열을 꺼주므로 신장 기능을 회복시켜 소변을 잘 볼 수 있게 해준다.

열독과 수독이 함께 있을 때 도움이 되는 음식

열독과 수독 중 하나만 갖고 있으면 상대적으로 해독하기가 쉽다. 하지만 순수 열독형이나 순수 수독형보다는 열독과 수독이 공존하는 경우가 훨씬 많다. 이런 경우 열독과 수독을 함께 풀어야 하는데, 여기에 도움을 줄 수 있는 음식은 다음과 같다.

의이인 薏苡仁

의이인은 율무를 말하는데 맛이 달고 담백하며 성질이 서늘하다. 율무는 수독으로 부종이 있을 때 좋은 음식으로 알려져 있는데, 열독을 푸는 데도 도움이 된다. 열 중에서도 습열이 많아 피부에 물사마귀 같은 것이 있거나 염증이 자주 생기는 경우 율무를 먹으면 증상이 많이 호전된다. 비위와 폐에 작용해 위를 보호하고 피부에 올라온 열꽃을 없애는 데도 효과가 있다.

율무는 차로 마시는데, 요즘에는 밥으로 지어 먹는 사람도 많다. 밥보다 열량이 적어 다이어트를 하는 사람이나 당뇨병이나 고혈압 등 대사증후군을 앓는 사람들에게 건강식으로 인기가 높다.

적소두 赤小豆

적소는 붉은팥이다. 맛은 달고 시며 성질이 시원한데, 주로 심장과 소장에 작용한다. 팥 역시 이뇨 작용을 도와 부종에 좋은 음식으로 알려져 있다. 속열과 부종이 함께 있을 때 팥을 먹으면 소변을 잘 나가게 해 속열을 풀어주고, 수독으로 인한 부종도 없애준다. 팥은 밥에 넣어 먹어도 좋고, 겨울에는 팥죽으로 만들어 먹으면 별미다.

인진호 茵蔯蒿

인진호는 가을에 채취한 사철쑥의 잎을 말한다. 흔히 인진쑥이라 부른다. 인진호는 맛이 쓰고 성질은 약간 차서 습열을 끄고 수독으로 인한 부종이 있을 때 소변을 잘 보게 하는 효능이 있다. 비위와 간담에 작용하며 습열로 인한 황달, 급성간염, 만성간염, 간경변증, 담낭염, 담낭결석을 완화하는 데 도움을 준다.

길경 桔梗

길경은 도라지 뿌리를 말린 것으로 맛은 쓰고 성질이 서늘하다. 주로 폐에 작용하기 때문에 인후, 기관지, 폐에 염증이 있거나 가래가 많을 때 주로 사용한다. 열독과 수독이 함께 있으면 가래가 생기기 쉽다. 수독은 수분대사를 방해하므로 소변을 통해 노폐물이 배출되지 않는다. 이 노폐물에 열이 가해지면 수분이 날아가면서 끈적끈적한 가래가 생기는 것이다. 이런 가래를 없애려면 열독과 수독을 함께 풀어주어야 하는데, 이러한 역할을 하는 대표적인 식품 중 하나가 길경이다.

곤포 昆布

곤포는 다시마를 말린 것으로 맛은 짜고 성질이 차서 열을 끄는 데 효과가 좋다. 그뿐만 아니라 열독과 수독이 합쳐져 축축하게 굳은 것을 풀어주기도 하고, 수분을 흡수해 소변을 잘 나가게 하므로 부종을 없애는 데도 도움이 된다.

다시마는 생으로 먹어도 되지만, 말려서 먹으면 영양이 풍부하고 수독을 빼는 효과가 배가된다. 보통 말린 다시마는 국물을 낼 때 사용하는데, 너무 오래 끓이지 않는 것이 좋다. 다시마의 시원한 성질을 잃어 열독을 푸는 효능이 떨어질 수 있으므로 5분 정도만 끓이고 건져 내는 것이 좋다.

음허열이 있을 때 도움이 되는 음식

양(열)이 많아서가 아니라, 음이 부족해 상대적으로 열이 많은 것을 음허열이라 한다. 음허열이 떴을 때는 열만 꺼서는 안 된다. 음이 부족한 상태이므로 음을 보태주면서 열을 꺼야 한다.

담두시 淡豆豉

검은콩을 삶아 발효시킨 것, 즉 검은콩 메주를 담두시라고 한다. 담두시는 폐와 위의 열을 꺼주면서 동시에 영양을 보충해주는 역할을 한다. 오장육부 중 음에 해당하는 장기가 신장인데, 색깔로 보면 검은색이 신장에 해당한다. 담두시는 열을 끄는 것과 동시에 신장의 기운을 북돋아 음을 끌어올리는 효능을 갖고 있다.

부소맥 浮小麥

부소맥은 말 그대로 '물에 뜨는 밀'을 말하는데 맛은 달고 짜며 성질이 시원하다. 열을 끄면서도 기운을 북돋아주기 때문에 음허열을 꺼서 땀을 줄이는 데 효과적이다. 음허열을 끄는 것뿐만 아니라 정서적으로 불안하고 가슴이 답답하고 우울할 때도 도움이 된다. 부소맥은 밀을 햇빛에 말린 후 물에 뜬 것을 쓰며 주로 감초, 대추와 함께 차로 마신다.

청호 青蒿

청호는 개똥쑥을 말한다. 잎의 뒤쪽이 하얀 다른 쑥과는 달리 파란색이어서 청호라는 이름이 붙었다. 맛은 맵고 성질이 서늘하거나 차서 열을 끄는 데 도움이 된다. 열 중에서도 음허열을 없애는 데 효과적이다. 여름에 음허열로 식은땀이 많이 나거나 더위를 먹었을 때 주로 사용한다.

청호는 말려서 차로 끓여 먹어도 좋고, 가루로 만들어 요구르트에 섞어 먹거나, 샐러드 등 요리를 할 때 뿌려도 좋다. 향이 강하기는 하지만 생으로 갈아 즙으로 먹어도 괜찮다.

죽엽 竹葉

죽엽은 대나무 잎을 말한다. 우리 조상들은 더운 여름에 더위를 달래기 위해 대나무 줄기로 죽부인을 만들어 사용했다. 대나무는 줄기뿐 아니라 잎도 성질이 시원하다. 맛은 쓰고 맵지만 화火로 인한 열을 내려주어 마음을 안정시키는 효능이 있다.

치자 梔子

치자는 천연 색소의 원료로 익숙한 식물이다. 성질은 차고 맛은 쓰며 심장, 간, 폐, 위에 두루 작용하는데, 치자를 살짝 달여 먹으면 위장, 심장의 열을 내려준다. 특히 갱년기 허열을 끄는 데 효과가 좋다. 가슴 답답함, 상열감과 동반되는 식은땀, 불면, 식욕부진 등 갱년기에 많이 나타나는 증상을 완화하는 데 큰 도움이 된다. 또한 치자를 뭉개 떡 모양으로 만들어, 삐끗하거나 염증으로 벌겋게 달아오른 부위에 붙이면 염증이 가라앉는다.

어혈을 푸는 데 도움이 되는 음식

열이 많아 피가 뜨거워지면 어혈瘀血이 생기기 쉽다. 일단 피가 뭉쳐 어혈이 생기면 열만 꺼서는 어혈이 완전히 없어지지 않는다. 어혈을 없애기 위해서는 피가 잘 돌게 하면서 정체되어 있는 어혈을 풀어주어야 하는데, 다음과 같은 음식이 도움이 된다.

강황 薑黃

카레의 재료로 사용되는 강황은 맛이 맵고 쓰며 성질이 따뜻하다. 원래 어혈은 피가 뜨거울 때 주로 생기는데, 수독으로 피가 냉할 때도 생긴다. 강황은 피가 차서 생긴 어혈을 푸는 데 도움이 된다. 간장과 비장에 작용해 온몸을 돌며 골고루 어혈을 풀어준다.

울금 鬱金

카레의 재료인 강황과 울금의 차이에 대해 궁금해 하는 분들이 많다. 여러 해석이 있긴 하지만 강황과 울금은 같은 식물의 뿌리로 본다. 다만, 강황의 뿌리줄기(줄기가 변해 뿌리처럼 땅속에서 자란 것)를 강황, 그 옆으로 작게 달려 있는 덩이뿌리(뿌리가 영양분을 저장하기 위해 비대해진 것)를 울금이라고 한다. 강황의 성질이 따뜻한 것에 비해 울금은 시원하다. 열이 많아 어혈이 생겼을 때는 강황보다 울금이 좋다.

익모초 益母草

익모초는 맛이 쓰고 매운 것으로 유명하다. 하지만 성질이 차서 열로 인해 생긴 어혈을 푸는 데 도움이 된다. 특히 자궁이 뜨거워 혈이 뭉치고 정체되었을 때 좋다. 자궁에 쌓인 어혈은 생리불순과 생리통의 원인이 되는데, 익모초를 차로 달여 마시면 증상이 완화된다.

건칠 乾漆

건칠은 옻나무 수액을 말린 것이다. 건칠은 맛이 맵고 쓰며 성질이 따뜻해 혈액 순환을 도와주므로 정체되어 있는 어혈을 제거하는 데 도움이 된다. 다만 약간의 독이 있어 옻에 민감한 사람들은 주의해야 한다.

마치현 馬齒莧

마치현이라고 하면 생소하겠지만 쇠비름이란 이름은 익숙할 것이다. 쇠비름은 예전부터 밥상에 오르던 나물이다. 쇠비름 중 잎이 큰 것을 마치현이라 하는데 잎이 말의 이빨 모양을 닮았다고 해서 붙여진 이름이다. 맛은 시고 성질이 차서 열독을 풀어주고 피를 깨끗하게 해주므로 어혈을 푸는 데 효과가 좋다. 간, 대장, 심장에 작용해 나쁜 기운이나 물질을 아래로 내려 해독하는 것으로 알려져 있다.

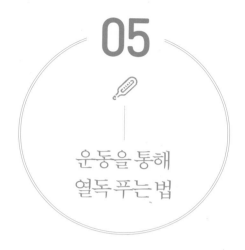

05

운동을 통해
열독 푸는 법

무조건 땀을 흘리는 것은 좋지 않다

몸에 열이 많은 사람이 땀을 흘리는 것은 좋은 현상이다. 뜨거워진 땀을 배출하면서 열을 내리고, 땀과 함께 노폐물을 배출할 수 있기 때문이다. 이렇게 운동을 할 때 땀을 많이 흘리는 게 좋다고 생각하는 사람들이 많은데, 꼭 그런 것만은 아니다.

열이 많은 사람은 기본적으로 에너지를 많이 소모한다. 그런데 땀까지 많이 흘리면 에너지 소모가 커서 탈진할 위험이 있다. 열이 너무 많아 바짝 마른 사람은 더 위험하다. 이런 분들은 이미 열을 많이 소모해 운동을 해도 땀이 나지 않는데, 땀이 나야 좋다는 생각에 무리하게 운동하면 역효과가 나기 쉽다. 땀을 흘려 열을 빼는 이익보다 에너지와 수분이 빠지는 손실이 더 크기 때문이다.

땀을 내는 것은 좋지만 '적당해야' 한다. 그래야 열은 빼면서 에너지를 잃지 않을 수 있다. '적당한 운동'이란 내가 쓸 수 있는 힘의 80% 수준으로 하는 것을 말한다. 이렇게만 이야기하면 어느 정도로 운동해야 할지 혼란스러울 것이다. 좀 더 이해하기 쉬운 기준이 있다.

운동자각 지수	심박 수	호흡	훈련 강도	심장 박동 정도	운동 타입
6	40~69	의식하지 못한다.	1	50~60%	준비운동
7		아주 가볍다.			
8	70~79				
9					
10	80~99	숨이 깊어지지만, 여전히 편안하게 대화할 수 있는 정도	2	60~70%	가벼운 근력회복 운동
11					
12	100~129				
13		대화를 이어가기가 다소 힘들어지는 정도	3	70~80%	유산소 운동
14	130~139				
15	140~149	숨쉬기가 힘들어진다.	4	80~90%	무산소 운동
16	150~159				
17	160~169	숨이 거칠고 불편하며 대화가 어렵다.	5	90~100%	최대 산소 섭취가 필요한 운동
18	170~179				
19	180~189	극도로 힘이 든다.			
20	190 이상	최대치의 노력이 필요하다.			

표8) 운동자각도

운동하면서 자신이 느끼는 상태를 기준으로 운동 강도를 측정하는 방법이 있다. 이를 '운동자각도PRE, Perceived Rate of Exertion'라 하는데 심박 수에 따른 운동 강도를 표시하고 있다. 즉 심박 수를 기준으로 '전혀 힘들지 않다'가 6점, '최고로 힘들다'가 20점이다. 내가 쓸 수 있는 힘의 80%는 13~15점 수준이라 이해하면 된다. 즉, 대화를 하면서 운동하는 게 힘들게 느껴지는 정도가 적당하다.

열이 많아 너무 마른 사람은 운동 강도를 더 낮춰도 된다. 특히 열은 많고 수분이 적어 운동을 해도 땀이 잘 안 나는 분들은 가벼운 산책을 하거나 아예 운동을 하지 않아도 괜찮다. 이런 분들은 사막과도 같아서 물이 거의 없다. 땀으로 배출될 물 자체가 부족한 상태에서 무리하게 땀을 내려고 하면 쥐가 나고 허열이 뜰 수도 있다. 운동을 하더라도 살짝 호흡이 가빠지는 정도에서 끝내고, 다리가 조금 뻐근할 정도로만 하는 것이 좋다.

열독 + 수독형의 운동법도 상태에 따라 다르다

열독이 있는 사람들은 수독도 함께 갖고 있는 경우가 많다. 열독이 쌓이면 수분대사를 관장하는 신장이 약해져 물을 제대로 배출하지 못하기 때문이다.

열독과 함께 수독이 있을 때는 운동으로 땀을 내는 것이 좋다. 열독

+ 수독 공존형 대부분은 운동을 하면 땀이 잘 나고, 땀으로 열과 수분을 동시에 배출할 수 있어 건강에 도움이 된다.

하지만 열독보다 수독이 많은 경우라면 조심해야 한다. 열독과 수독이 쌓인 수준이 비슷하면 어떤 운동을 해도 상관없지만 수독이 많다면 운동이 어려울 수 있다. 주전자에 물을 끓인다고 생각해보자. 물의 양이 적으면 금방 끓지만 양이 많으면 오랜 시간이 걸린다. 몸에 수독이 많을수록 몸을 따뜻하게 만들어 땀을 내기가 어렵다.

수독이 많아 운동을 해도 땀이 잘 안 나는 사람은 처음부터 무리하게 땀을 내려 해서는 안 된다. 게다가 열독+수독 공존형은 대체적으로 체력이 약하다. 이런 사람들이 운동으로 땀을 내기 위해서는 오랜 시간 강도 높은 운동을 해야 하므로 무리가 된다. 수독이 많으면서 수독이 피부를 막아 땀이 안 나는 경우도 마찬가지다. 막혀 있던 땀구멍을 뚫고 땀이 나오게 하려면 죽자 사자 강도 높은 운동을 해야 하는데, 오히려 몸에 무리가 가게 되는 것이다.

수독이 너무 많아 땀이 안 난다면 운동 전에 수독을 먼저 빼는 것이 좋다. 운동할 수 있는 상태를 만든 다음에 운동해야 탈이 나지 않는다. 어느 정도 수독을 빼면, 한 시간을 운동해도 땀이 안 나던 사람들이 20~30분 만에 땀이 나는 것을 경험하게 된다.

수독을 빼서 운동을 할 수 있는 상태를 만들려면 최소한 몇 달이 걸린다. 지겹다고 할 일이 아니므로, 섣불리 운동하려 말고 몸부터 만들어야 한다.

열독을 발산하는 운동

모든 운동이 열독을 푸는 데 도움이 되는 것은 아니다. 오히려 열을 가중하는 운동이 있다. 또 같은 운동이라도 어떤 동작이냐에 따라 열이 풀리기도 하고 가중되기도 한다. 일반적으로 팔다리를 밖으로 뻗는 동작들이 열독을 푸는 데 도움이 되고, 반대로 팔다리를 몸쪽으로 당기는 동작들은 열을 모은다. 이런 차이를 알아두면 운동을 통해 효과적으로 열독을 풀 수 있다.

걷기, 가볍게 달리기와 같은 유산소 운동

열독이 쌓이는 가장 큰 원인은 음식이라 했다. 음식 중에서도 가장 많은 열을 내는 영양소가 지방인데, 보통 소모되지 못한 열은 지방으로 전환돼 몸 깊숙한 곳에 저장된다. 이 지방이 열독의 원천이라 봐도 무방하다.

몸속에 차곡차곡 쌓인 지방은 그냥 두면 절대 없어지지 않는다. 태워 없애 땀으로 배출하는 방법밖에 없는데, 지방을 태우려면 산소가 필요하다. 유산소 운동이 열독을 푸는 데 좋은 이유가 여기에 있다. 유산소 운동 중에서도 걷기 혹은 가볍게 달리기는 누구나 안전하게 할 수 있는 좋은 운동이다.

걷기와 달리기를 할 때의 동작을 생각해보면 열독을 푸는 데 좋은 운동임을 알 수 있다. 팔을 자연스럽게 앞뒤로 흔들고, 발을 번갈아가

며 땅을 딛는 동작은 열을 밖으로 발산한다.

다만 유산소 운동으로 지방을 태우고 땀을 내려면 최소한 20분 이상은 지속해야 한다. 물을 끓일 때도 예열하는 시간이 필요하듯, 지방도 유산소 운동을 통해 충분히 예열되어야 분해되고 땀으로 배출된다. 땀이 줄줄 흐르지 않는다고 걱정할 필요는 없다. 유산소 운동을 하면 땀이 흐르지 않아도 땀구멍을 통해 충분히 열이 발산되기 때문이다. 눈에 보이지 않을 뿐이다.

유산소 운동은 가능한 한 매일 하는 것이 좋지만, 어렵다면 2~3일에 한 번이라도 꾸준히 해주는 것이 좋다. 그래야 효과적으로 열을 발산해 열독이 쌓이지 않게 할 수 있다.

스트레칭

열독이나 수독이 쌓이면 기혈 순환이 잘 안 된다. 독이 기氣와 혈血이 지나는 길목을 막기 때문이다. 기혈 순환이 잘 안 되면 열독을 풀기가 더욱 어려워진다. 그런 의미에서 스트레칭은 열독을 푸는 데 좋은 운동이다.

스트레칭은 말 그대로 팔과 다리를 쭉쭉 뻗으면서 근육이나 인대를 늘여주는 운동이다. 대부분이 열을 발산하는 동작이다. 굳어진 근육이나 인대를 스트레칭으로 풀어주면 유연성이 증가하고 무엇보다 막힌 경락을 뚫어 기혈 순환을 도와주므로 정체되어 있는 열독을 풀고 순환시켜 밖으로 발산하는 데 도움이 된다.

따로 시간을 낼 필요도 없다. 점심시간, 휴식 시간 등을 이용해 5~10분 정도만 해도 충분하다.

수영(자유형, 배영)

수영은 물속에서 하는 운동이라 열이 많은 사람에게 좋다. 물속에 있는 것만으로도 열을 식히는 데 도움이 된다. 또한 물속에서 수영을 하면 땀이 나지 않을 것이라 생각하는 분들이 많은데, 물속이라 표시가 나지 않을 뿐이다.

수영 중에는 자유형과 배영이 더 효과적이다. 평영과 접영은 팔을 당기는 동작에 힘을 많이 쓰기 때문에 상체를 발달시킴과 동시에 열을 안으로 모으는 효과가 있다. 열독이 있는 사람은 가급적 다리 위주로 운동하는 것이 좋다.

열이 많고 바짝 마른 사람은 에너지를 빨리 소모하는 유형이므로 수영을 하더라도 빠른 속도로 하지 않는 것이 좋다. 천천히 수영하면 열도 끄면서 피부를 통해 약간의 수분도 보충할 수 있다. 열독과 수독을 함께 갖고 있어도 수영이 도움이 된다. 다만 수독이 너무 많은 사람은 수영이 수독을 가중시킬 수 있으므로 주의해야 한다.

가려서 해야 하는 근력 운동

유산소 운동과 근력 운동을 병행하는 것이 좋다는 이야기를 자주 듣는다. 열독과 수독이 함께 있는 유형이라면 그 말이 옳다. 유산소 운동과 근력 운동을 적절히 병행하면 열독과 수독을 효과적으로 풀 수 있기 때문이다. 하지만 열독만 있는 사람, 수독보다 열독이 압도적으로 많은 사람에겐 근력 운동이 독이 될 수 있다.

근력 운동은 근육에 일정한 힘을 가해 자극을 줌으로써 근육을 키우고 강화하는 운동이다. 그러다 보니 팔과 다리를 몸 안쪽으로 끌어당겨 힘을 주는 동작들이 주종을 이룬다. 열을 발산하기보다는 근육에 열을 더하는 동작들이라 할 수 있다.

물론 근육에 열이 더해진다고 열독이 쌓이는 것은 아니다. 근육은 기본적으로 열을 소모한다. 근육을 움직여 힘을 내려면 열이 필요하기 때문이다. 따라서 근육 양이 많아지면 기초대사량도 함께 늘어난다. 기본적으로 생명을 유지하는 데 필요한 열이 많아지는 것이다. 근력 운동으로 근육 양을 늘리면 열을 더 소비하므로 불필요하게 남아도는 열을 줄일 수도 있다.

하지만 무리하게 근육을 만들면 역효과가 나기 쉽다. 몸짱 열풍이 불면서 근육을 만들려는 사람들이 많다. 빨리 멋진 근육을 만들려는 마음에 단백질 보충제를 먹으면서 근력 운동을 한다. 단백질 보충제의 성분은 대부분 유청 단백질로 열이 많은 식품이다. 근력 운동 자체가 열을 끌어 모으는데, 단백질 보충제까지 복용하면 몸속에 과도한 열이 생기게 된다.

실제로 단백질 보충제를 먹으며 근육 운동을 하던 중에 피부 발진이 일어나 고생하는 사람들을 자주 본다. 피부 발진은 몸속에 있는 열독을 밖으로 내보내려는 반응이다. 피부 발진까지는 아니더라도 피부가 민감해지거나 가려운 증상이 나타난다면 근력 운동으로 몸속에 열이 많이 차 있다는 증거이므로 근력 운동을 중지하는 것이 좋다.

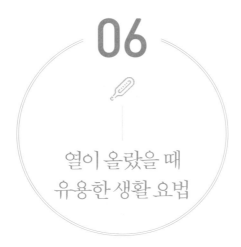

06

열이 올랐을 때
유용한 생활 요법

3분 심호흡하기

스트레스로 인한 열도 음식에 의해 쌓이는 열독 못지않게 위험
하다. 스트레스를 아예 받지 않고 살기란 어렵다. 매 순간 스트레스를
받으며 살아갈 수밖에 없다. 피할 수 없다면, 스트레스를 받았을 때
최대한 빨리 열을 가라앉혀 몸과 마음을 편히 하는 것이 상책이다.

다행히 스트레스가 극에 달해도 언제 어디서나 스트레스로 인한 열
을 누그러뜨릴 수 있는 방법이 있다. 바로 '심호흡'이다. 심호흡으로
스트레스를 가라앉힐 수 있다는 얘기를 믿기 어려워하는 사람들도 많

지만, 심호흡의 효과는 이미 과학적으로 검증된 상태다.

스트레스를 받으면 이성보다 감정이 먼저 반응한다. 한의학에서는 마음, 즉 감정을 주관하는 장기는 심장이라고 본다. 스트레스로 불안, 초조, 분노, 두려움 같은 부정적인 감정이 일어나면 심장은 빠르고 불규칙하게 뛰기 시작한다. 그러면 우리 몸에서 스트레스 호르몬이 분비되고 몸과 마음이 긴장 상태에 돌입한다. 스트레스로 인한 열이 온몸의 세포를 긴장시켜 정상적인 사고 작용이 어려워진다. 이때 억지로 스트레스를 가라앉히려고 하면 역효과가 난다. 이성적으로 아무리 '괜찮다'라고 생각해도 이성과 감정이 일치하지 않아 스트레스는 더욱 가중되고 열도 더 많이 날 수밖에 없다.

이럴 때 가장 빨리 열을 내릴 수 있는 방법이 심호흡이다. 천천히, 깊게 숨을 들이마시고 내뱉기를 몇 차례 반복하면 심장이 안정을 되찾는다. 그러면서 안정 호르몬인 DHEA가 나오는데 이것의 위력은 대단하다. 약 3분 동안 나온 안정 호르몬의 효력은 2시간 정도 지속된다.

옛말에 '화가 났을 때 참을 인忍 자를 세 번만 그리면 살인도 면한다'라고 했다. 이미 우리 선조들은 순간적으로 치밀어 오르는 화를 효과적으로 억누르고 끌어내리는 방법을 알았던 것 같다. 참을 인 자 세 번을 그리는 것은 심호흡을 하는 것과 같은 효과를 낸다. 당장 열이 바짝 올라 감정대로 행동하고 싶어도 천천히 참을 인 자에 집중하며 머릿속에서 그리다 보면 잔뜩 흥분해 빨리 뛰던 심장이 안정되면서 격해졌던 감정을 가라앉힐 수 있다.

순간적으로 열이 확 오른 것이 아니라 일상에서 자잘한 스트레스가 쌓여 몸과 마음이 지쳐 있을 때도 심호흡이 큰 도움이 된다. 다만 심호흡이 제대로 효과를 발휘하려면 제대로 하는 방법을 알아야 한다. 방법을 잘 익혀두었다가 크고 작은 스트레스를 받을 때 심호흡을 하면 스트레스로 인한 열독을 상당량 없앨 수 있다.

① 오른손을 심장에 댄다.

그냥 심호흡을 해도 되지만 손바닥을 통해 심장이 뛰는 것을 느끼면서 호흡하면 더 효과적으로 할 수 있다.

② 숨을 천천히 들이마신다.

복식 호흡처럼 배를 불룩하게 내밀면서 숨을 들이마신다. 그래야 최대한 많은 산소가 폐 속으로 들어가 몸을 순환하면서 열을 식힐 수 있다.

③ 천천히 숨을 내뱉는다.

숨을 들이마셨다면 배를 당기면서 천천히 숨을 내뱉는다. 불룩 나왔던 배가 쑥 들어갈 때까지 계속하면 몸속의 열기가 호흡을 통해 밖으로 배출된다.

④ 3~4회 반복한다.

심호흡을 3~4회 정도만 해도 스트레스로 인한 열이 많이 가라앉는다. 3~4회는 최소한의 횟수일 뿐이다. 상황이 허락한다면 완전히 열이 사라질 때까지 반복한다.

명상하기

명상도 심호흡처럼 스트레스로 인한 열을 내리는 데 도움이 된다. 명상이 스트레스 완화에 도움이 된다는 연구 결과는 많다. 단순히 스트레스를 가라앉히는 것으로 끝나지 않고, 혈압이나 혈당을 낮춰 열로 인해 생기는 질병을 치료하는 데도 도움을 준다.

미국 카네기멜론 대학교 인문사회과학대학 연구팀이 18세에서 30세 사이의 성인 66명을 대상으로 실험한 결과, 하루 25분씩 3일 연속 명상을 하는 것만으로도 스트레스가 감소하는 것으로 나타났다. 이 연구는 짧은 기간의 명상도 효과가 있다는 사실을 밝혔다는 데 의의가 있다.

기존의 연구들은 수주 이상 명상을 지속했을 때의 효과를 연구한 것이기 때문이다. 바쁜 현대인들은 명상을 할 충분한 여유를 누리지 못하는데, 이 연구를 통해 시간 날 때마다 짧게 명상을 해도 스트레스로 인한 열을 충분히 내릴 수 있다는 것이 입증된 셈이다.

명상의 방법은 다양하지만, 그 효과는 거의 비슷하다. 어떤 명상법이라도 괜찮다. 자신이 가장 편하게 할 수 있는 명상법을 선택해 시간 날 때마다 하거나 운동처럼 매일 한다면 열독이 쌓이는 것을 예방하고 이미 쌓여 있는 열독을 푸는 데도 도움이 될 것이다.

집중명상 shamatha

집중명상은 하나의 대상을 놓치지 않고 집중해 바라보는 명상법이다. 사마타 명상이라고도 하는데, 사마타shamatha는 산스크리트어로 지止, 적정寂靜이란 의미를 갖고 있다. 즉, 마음을 한 곳에 집중해 평온하게 된 상태를 일컫는다.

집중명상의 대상은 고정된 것이어도 좋고, 움직이는 것이어도 상관없다. 똑딱똑딱 움직이는 시계의 초침을 바라봐도 좋고, 벽에 걸려 있는 그림을 응시해도 좋다. 처음에는 움직이는 대상에 집중하기 어려울 수 있으므로 고정된 대상으로 시작해보기를 권한다.

흔히 명상이라 하면 아무런 잡념이 없는 상태라 생각하기 쉬운데, 그것보다는 생각에 얽매이지 않는 상태라고 보는 것이 보다 정확하다. 객관적으로 어떤 생각이 떠올랐다 사라지는지를 감정의 동요 없이 알아차리는 것이 명상이 추구하는 상태이기 때문이다. 집중명상도 마찬가지다. 하나의 대상에 집중해 주의를 기울여 바라보면 당연히 어떤 생각이 떠오를 것이다. 그 생각에 끌려들어가지 말고 흘려보낸 후 다시 대상에 집중하면 된다.

① 집중할 대상을 정한다. 고정적인 것이든 움직이는 것이든 상관없다.

② 집중할 대상에 주의를 집중하고 바라본다.

③ 집중하는 동안 어떤 생각이 들면 흘려보내고 다시 대상에 집중

한다.

④ 5분 정도 계속한다.

이미지 명상

누구에게나 가장 편안하게 느끼는 장소가 있기 마련이다. 언젠가 놀러 갔던 숲일 수도 있고, 사랑하는 사람과 맛있는 음식을 먹었던 예쁜 음식점일 수도 있다. 꼭 장소가 아니라 마음을 편안하게 해주는 사물이나 사람이어도 좋다. 또 행복하고 편안했던 상황이어도 괜찮다. 자기가 가장 편안하게 느끼는 장소를 상상하면서 스스로에게 긍정적인 주문을 거는 명상이 '이미지 명상'이다.

① 의자에 편하게 앉아서 손은 다리 위에 편안하게 둔다. 또는 천장을 보고 편안하게 누워도 된다.

② 눈을 감고 천천히 숨을 쉰다. 호흡을 의식하지 말고 자연스럽고 편안하게 호흡한다.

③ 복식 호흡을 하면서 자신이 가장 편안하다고 생각하는 장소(사물, 사람)를 상상한다.

④ 자신이 지금 그 장소에 있다고 상상하면서 주변을 둘러본다.

⑤ 그곳의 풍경, 느낌, 소리, 냄새를 떠올린다.

⑥ 천천히 숨을 내쉬면서 눈을 뜬다.